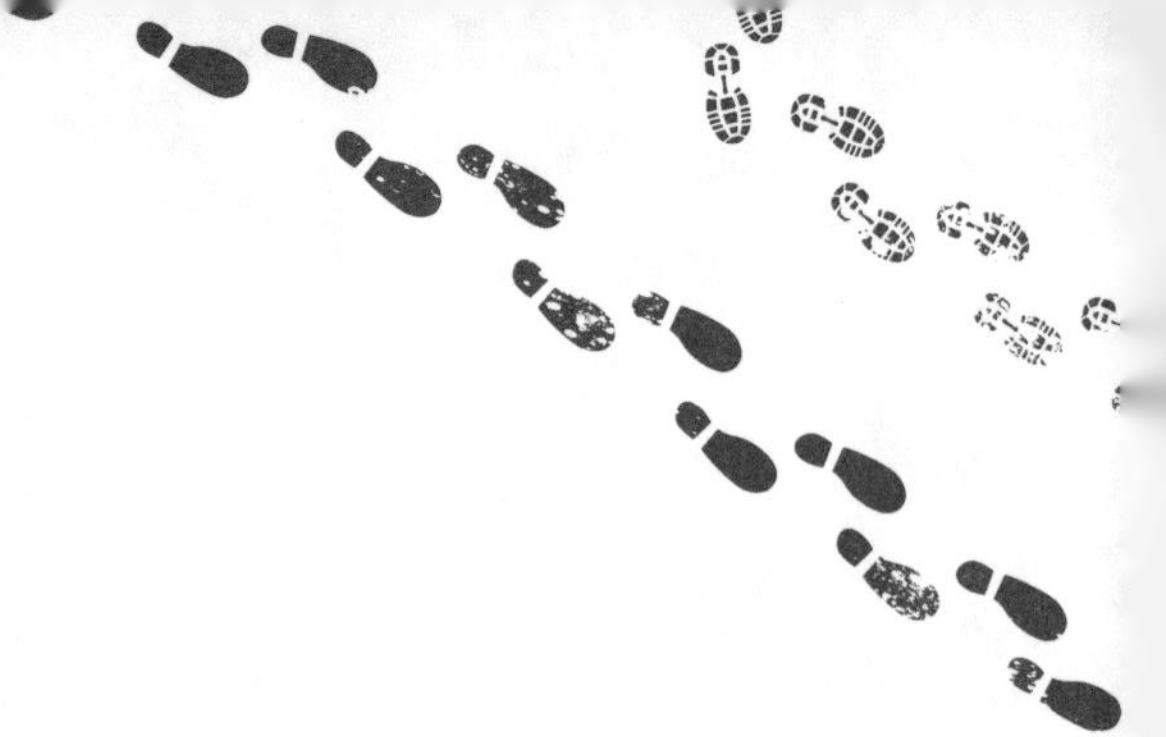

糖尿病の哲学

——弱さを生きる人のための〈心身の薬〉

杉田俊介

作品社

糖尿病の哲学

弱さを生きる人のための〈心身の薬〉

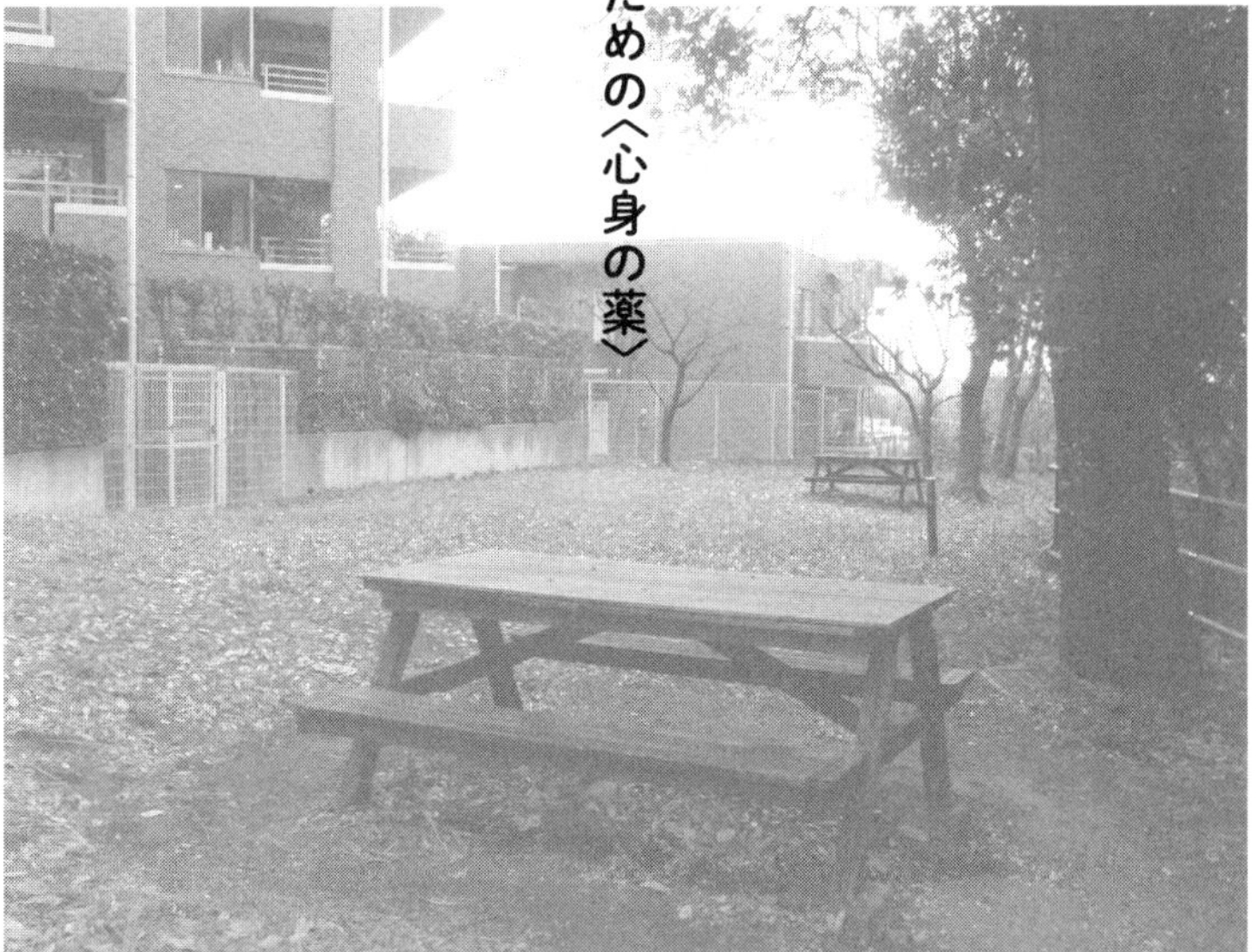

目次

はじめに

すなわち真の詩人とは（略）自己の心に起りくる時々刻々の変化を、飾らず偽らず、きわめて平気に正直に記載し報告するところの人でなければならぬ。

（石川啄木「弓町より——食うべき詩」）

この本は、糖尿病患者として、病気の当事者としての、わたしの日々の気持ちや感情の変化を記録したものです。

あらかじめ、次の点を断っておきます。これは、糖尿病という病気についての医療的・科学的な情報や知識を、読者の皆さんに伝えるための本ではありません。あるいは、こうすれば病気が改善するとか、こうした治療法によって病気を克服したとか、そうした実践的に役立つ対処法を書いたものでもありません。

あくまで素人としての、患者当事者としての、日々の生活実践的な記録であり、メモ、ノートのようなものです。

もともと書籍にするつもりもありませんでした。ただ、日々の感情や気持ちを言葉にし、記録し、整理していかないと、鬱々とした不安に負けてしまいそうでした。そういう動機が単純にあったのでした。

ただ、わたしは学生時代から日本文学や文芸評論を学んでおり、近年は物書きを仕事にしてきました。そのために、日常的な生活記録をノートしているうちに、これらの記録の中から、わたし自身がこれからの人生を生きていく上での、何らかの指針や哲学のようなものを取り出せるかもしれない、それを形にしてみるのも悪いことではないかもしれない、と考えるようになりました。

ガンや難病のような重たい病気について、患者当事者がつづった書籍は、やはりことの重たさゆえに、世の中にはすでに様々にあるようです。

それに対して、糖尿病というものは、世の中から「やや微妙な病気ですね」「怠け者がかかる病気でしょう」「ちょっと病名自体が気恥ずかしくない?」などと受け止められがちなようです――もちろん糖尿病は色々な合併症を引き起こす深刻な病気であり、また様々な偏見や誤解、時には差別にさらされている病気でもあるのですが……。

そういう事情もあって、患者が日々の生活や思いについて主観的に記録したものは、今のところ、あまり存在しないのではないでしょうか。

＊

経緯を簡単に記しておきます。

わたしは二〇二一年の秋頃から、慢性的な心身の不調を感じるようになっていました。秋口から五十肩になって右肩に強い痛みがあり、生活上の多少の不自由があり、その激痛による睡眠不足などもありました。

二〇代半ばからの障害者介護の仕事、その後の十数年の物書きの仕事の日々の中で、それなりに無理を重ねてきたため、つねに疲れがぬけず、メンタル的に燃え尽きの兆候を感じてもいました。いくつかの家庭の事情などもそこに重なりました。

二〇二二年の年明けになると、だんだん体が動かなくなり、物書きの仕事を続けることも、仕事のための調べ物をしたりすることも難しくなり、家のなかで臥せって過ごす時間が多くなりました。

さらに夜中に突然、呼吸困難になったり、ひどいめまいを経験するようにもなりました。いくら休んでみても、一向に体力が回復しない。これはいよいよまずい、と感じて、正月を過ぎてしばらくしてから、近隣の病院へ検査に行きました。思えば、フリーの物書きの身の上だったために、もう何年もの間、健康診断を受けていなかったのもよくありませんでした。

ひとまず内科で血液検査、心電図、レントゲンなどの検査。もともと兆候のあった血糖値の値がかなり悪化していたことが判明。その時点で、空腹時の血糖値は２５０ミリグラム／デシリットルを超え、ヘモグロビンＡ１ｃ★の値が10・０パーセントを超えていました。

すぐに近所の糖尿病専門の病院を紹介してもらい、本格的に治療を開始することになったのでした。

わたしの父親も、父方の祖父も、四〇代からすでに糖尿病を患っていました。糖尿病は遺伝の要素が大きい病気です。本当はわたしも、四〇歳前後に一度、検査の時に血糖値の値がよくないと言われ、その後しばらくは生活改善に努めて、体重を減らし、諸々の数値もかなりよくなっていました。

しかしここ数年の間は、慢性的な仕事の過労やストレスもあり、かなり不摂生な生活を送っていたのでした。定期的な健康診断を受けていなかったこともその一つでしょう。また以前から鬱病の傾向があるのに（一時期は心療内科に通っていました）、飲酒量も増えていました。

糖尿病の悪化は必然的な流れだった、あるいは時間の問題だった、と——あとからふりかえれば——言えるように思います。

＊

こうして、二〇二二年の一月から、糖尿病の専門の病院に通いはじめて、定期的に身体の検査を行ったり、投薬、食事療法、運動療法などを行うことになったのでした。

わたしの場合、さいわいにも入院するほどの状況ではなかったので、まずは食事や生活の習慣を改善し、実践的に改良していくことがメインとなりました。

これまでのわたしの生活意識の中心には、仕事がありました。けれどもこれからは、健康や日常生活をまずは優先的に大事にしよう。肉体的な治療と療養のためにも、まずは、生活改善と意識変革を試みよう――。

共働きとはいえ、フリーの物書きとして、収入状況が不安定であるために、金銭面・生活面での不安も終始付きまといましたが、もちろん健康には代えられません。わたしがダウンしたとき、まだ小学生だった息子（現在は中学二年生）の将来のこともありました。

そうした療養と生活改善の日々の中で、きれぎれに、つれづれに思い浮かんだ感情や想念を、なるべくそのままに、よしなしごとのままに、言葉にすることにしてみました。自分の中の矛盾した感情や思いを、矛盾したままに書きとめてみたのです。

ちなみに、本書の多くの部分は、もともとは、スマートフォンのメモ帳の機能を使って書いたものです。最終的にそれらのメモを寄せ集め、パソコンで取りまとめてみました。

日々の記録や観察を試みたのは、病気のために押し寄せる不安や鬱屈の中で、放っておけば後ろ

★ヘモグロビンA1c（HbA1c）とは、過去一～二カ月間の平均的な血糖の状態を反映する値のこと。糖尿病患者にとって重要な数値。血糖の値は、直近の食事や運動の影響を受けるため、逆に言えばごまかし（？）がきくが、HbA1cは平均的な数値なので短期的な食事や運動だけでは決まらない。ヘモグロビンは赤血球内のタンパク質の一種で、全身の細胞に酸素を送る機能をもつ。血液中のブドウ糖がヘモグロビンと結合すると、糖化ヘモグロビンになる。血糖値の高い状態が続くと、ヘモグロビンに結合するブドウ糖の量が多くなるので、HbA1cの値が高くなる。いったん糖化したヘモグロビンは、赤血球の寿命（一二〇日）が尽きるまで元には戻らないために、平均的な血糖の値を測定することができる。

向きになりがちな自分を、なるべく客観的に見つめたくて、ある種のセルフケアのような気持ちだったと言えます。そのためには、手もとのスマートフォンで打ち込めるメモ帳機能の手軽さ、気安さが、どうやらちょうどよかったようです（細かいことをいえば、書籍からの引用などについては、メモ帳に引用箇所のページ数を記し、取りまとめの作業のときに、パソコンで引用箇所を打ち込んでいきました）。

わたしがふだん書く原稿では、たとえ自分について主観的に一人称で書いていても、基本的には読者の目を意識し、他人に読まれる、ということを前提としています。それに対して、この本のもともとのメモ書きは、あくまでも患者当事者としての記録であり、私的なノートであるので、感情や意識の連続的な変化や矛盾、混乱などを、なるべく「飾らず偽らず、平気に正直に」書きとめていこう、と考えていました。

世間や他人からどんなふうに良い／悪いを判断されるか、そういうことはひとまず気にせずに、恥ずかしいことであっても、自分の心にとっての正直／嘘という価値基準を大切にしていこう、と（ただし、家族のプライベートな事柄にかかわる部分については、書籍化のための取りまとめの作業の際に、ほとんど削除しました）。

本書の中心となる「糖尿病の日記」の部分は、治療・療養開始の時点から、約四カ月半ほどの間の記録になります。二〇二二年一月末〜六月半ば頃のメモであり、日々の記録です。それをもとに、主に二〇二三年の四〜五月頃に、内容を取捨選択し、全体を取りまとめ、「はじめに」と「あとがき」を加筆しました。それが本書です。

自分の考えを無理にまとめなくてもいい、論理的に整理しなくてもいい、日々の思いを流れるまま、矛盾したまま、浮沈するままに、つまらないことを断片的に書いてもよい。そうした方法論をこの本では実践してみたのですが、ふりかえってみれば、そうした書きかたには、書かれていることの暗さにくらべて、思っていた以上に楽しさもあり、気楽な喜びもあり、またセルフケアの力があったように感じています。

これからも生活の調子をみながら、糖尿病、鬱病、アトピー性皮膚炎、等々……身体と精神の様々な不具合や老い衰えについて、病者の哲学、あるいはパンセ（考え、思考）を折にふれて書きつづっていくことができたなら。そのようにも考えています。

＊

もう一度、以下のことを強調しておきます。

本書の中には、輝かしい成功哲学や、気持ちをアッパーにしてくれる自己啓発のようなものはありません。糖尿病についての何らかのメソッドや療法が書かれているのでもない。書籍としての結論さえもないです。

わたしたちの日々の暮らしや生活がそうであるように、本書の日記部分もまたある瞬間に、唐突に、ふいに、結論も意味もないまま終わるでしょう。

さらにいえば、療養の日々を通して、わたしの中に、目に見える成長や成熟、発見や悟りがあったということもおそらく言えません。便利なライフハックもないし、人生との和解があったわけでもありません。

強いていえば、精神疾患や依存症の患者さんたちが行う「当事者研究」という手法を、わたしは少し意識していました。自分たちで自分たちの病を研究すること。そして自分自身で自分の病を意味づけてしまうこと。ただし、当事者研究という方法は、同じ病気や障害をもった仲間同士のミーティングやダイアローグ（対話）を中心とした共同研究の手法です。それに対して、本書はあくまでも、個人的な自己観察の記録であり、生活実践のための走り書きのようなものでしかありません。

そのうえで、日々の心身の調子の経過を記録しながら、わたしは次第に、次のような思考、物の考え方を大切にするようになりました。またそれを、日常生活の行為として実践的（pragmatic）に試行錯誤するように心がけました。

それはすなわち——。

……どうやら、人生上の物事の判断や選択について、唯一絶対の「正しさ」「正しい行動」は求めないほうがいいらしい。

完璧な正しさを求めようとすると、今・ここにいる自分が病気であったり鬱であったり、そのために十分に満足のいく仕事ができなかったり、望み通りの結果を得られていなかったりすることは、自分が人間として正しくなかったからだ、正しい方法を選択しなかったからだ、努力が足りなかったからだ、ということになってしまう。それらすべては自業自得だ、自分が悪かったのだ、と。

そうなると、完璧ではあれない自分に対して、どんどん自罰的な感情がわきあがってくる。後悔の思いが押し寄せてくる。どうしてこれまで、こうしなかったのか、ああしなかったのだろうか……。そして、心が身体や生活に対して、自縄自縛の呪いをかけてしまう。そのことでますます身動きが取れなくなっていく。

自分の人生は決して完璧ではなかった。完璧な正しさから程遠かった。とうてい満足できない。しかし——と、ここから考え方、思考の型を変えるように心がけたのでした——たとえ完璧（perfect）ではないとしても、自分の今のこの病んで痛んだ身体、脆弱で衰弱した精神、あるいはすでに老いかけて弱りはじめた欲望は、このままで完全（complete）なのではないか。

このわたしのこの身体と生活は、完璧ではないが完全なのではある。まずは、いちばん最初に、そのことを肯定していい。それで構わない。そのことを信頼していいのである。そのように考えるようになったのです。

このわたしは、たくさんの回り道や、さまざまな無駄足や、その場ごとの試行錯誤を繰り返しながら、どうなるかわからない選択や決断を積み重ねながら、「今」に至ったのである。それが自分にとって必要な道であり、「最速」であり、「最善」だったのである。

たとえ病んでいても。痛んでいても。くるいがあるとしても。障害を抱えているとしても。おかしくなっているとしても。それらすべてをふくめて、このわたしの身体、欲望、生活は、今、ありのままに、「完全」なのである。

まず最初のステップとして、未来へ向けた新たな行為をはじめるための仮の足場として、「今の自分」の身体、存在を全否定してしまうことはしない。それはやめておく。いつでもここから新しい思考や行為をはじめるために、ひとまず、「この自分の存在という事実」をそこそこに肯定していい。それなりに尊重していい。

この身体や生活は、いつでも「それなりの正しさ」、あるいは「そこそこの正しさ」を持っているのであり、それでひとまずは十分なのであり、そのことまでをも疑ったり、自分を過度に責めたりする必要はないのである。

そして、病んだり、疲れたり、老い衰えたりしている自分の身体と生活をまずはそこそこに肯定し、それなりに尊重しながら、それでも何事かを考え続けていくこと。

思考しながら具体的に行為をしていくこと。つねに試行錯誤し続けるということ。ほんのわずかずつでも、身体や生活の改善を意志し続けていくこと。その限りで、自罰的な感情や自縄自縛によって身動きが取れなくなることだけは回避できるかもしれない。

とはいえ、ただ「考える」だけでは、危ういのかもしれません。頭で考えすぎて動けなくなってしまう、ということもあるから。すると必要なのは、何かを考えながら、日々の中で生活改善を実験し続けることでしょう。考え続けるとは、考えるばかりで行動や活動をしないことではなく、考えながら回復と改善を意志すること、意志しながらさらに考え続けていくことだから……。

たとえば大賀祐樹の『希望の思想　プラグマティズム入門』（筑摩書房）という本には、次のようにあります。


プラグマティズムは、どんな問題でも解決できるような「唯一の正しさ」には到達し得ないにせよ、その時々のトラブルを解決する上で有用な「それなりの正しさ」にはたどり着けるし、そのことが重要だと私たちに教えてくれる（略）。

「超人」にはなれない平凡な私たちは、何かを「正しい」と信じられなければ、一歩も先へ進めなくなってしまう。今日よりは明日は、少しはマシになるだろう。その全てではないにせよ、望みはいつか叶うだろう。そう信じられるからこそ、私たちは生きていられる。

だとすれば、ここまで述べてきたようなこのわたしにとっての生活改善のための方法を、糖尿病患者のプラグマティズム、病者の肉体をよりよく生きるための実践哲学——と、考えてみてもいいのかもしれません。

たとえば経験的にいえば、鬱的な気分が重いときのつらさとは、労働や家事が何もできないのに、身体は動かないのに、心も体もすこしも休まらない、ということにあります。朝起きて家族の布団をたたむとか、食事をしたあとの皿を洗うとか、部屋に掃除機をかけるとか、そういう日常行為の一つひとつがはてしなく遠く感じられる。

なまけているつもりはない。たとえ布団の中に寝転んだままだったとしても、どうしても心も体もちゃんと休められない、休まらない、という感じでしょうか。

おそらく、考えすぎてしまう「ゆえに」動けない、のではなく、何よりもまず身体が動けない、たんに動かないのであり、それ「ゆえに」、思考や思いがぐるぐるしてしまう、考えすぎてしまわざるをえない、ということなのでしょう。

近年あらためて大きく注目されている哲学・思想としてのプラグマティズムにおいては、考えてから決断したり選択したりするのではなく、まずは行為・行動してみて、その結果をもとに、それを軌道修正したり、次の一歩を踏み出したりするのがよい、とされます（哲学・思想としてのプラグマティズムにも様々な立場があって、それほど単純化できるものではないのですが、ここでは、古典的なプラグマティズムについて、しかもその最大公約数的な部分についてのみ、述べています）。

すなわち、たとえその行為・行動の結果として、失敗や間違いをおかしたとしても、あるいは状況がそれ以前よりもかえって悪化してしまったとしても、何らかの実践的なアクションをした以上は、それがやはり「最善」の道であり、「最速」のルートだった、と判断してみるのです。

それよりも正しい他の可能性や別様の道があったという考えにとらわれ、後悔したり自罰したりすることは、行為や実践という視点からみれば、はっきりと無意味なことなのですから。

つまり、このわたしの具体的な行為や行動の手前にあるような、それを超越するような絶対的な真理や正しさというものは、存在しないのではないか。つねに誤るかもしれず、間違えるかもしれない。そうした具体的な実践（プラクシス）を積み重ねて、暫定的な正解を発見し、仮の足場を積み重ねていく。わたしたちには、それくらいのことしかできないのではないか。ひとまずの仮そめの足場をもとに、新たな増築や試行錯誤を重ねていくしかない。

そしてその場合の行動や行為というものも、世間一般の基準において社会の役に立つこと、生産的なこと、有用で有意味なものである必要は必ずしもないのでしょう。どんな状況や場面にも当てはまるような普遍的な価値基準というものは、存在しないのですから。

病気や障害、老いなどのために、世間一般の秩序から半ばまで脱落してしまった身体であれば、なおさらそうでしょう。こうした考えかたが病者のプラグマティズムであり、このわたしの場合でいえば〈糖尿病の実践哲学〉のようなものである、ということになるでしょう。療養の日々の中で、わたしはそのように考えるようになったのでした。

人々の身体のあり方が多様であるように、生活改善法のあり方も多様なものでしょう。ただ一つの正解があり解決法がある、その方法にさえ従えば必ず状況はよくなり、回復する、というふうに過度に期待してしまうのは、やはり危ういことです。ただ一つの「正しさ」を求めてしまうのは、弱りきった心です。「正しさ」にこだわってしまうようになったなら、自らをよくよく労わって、セルフケアしたほうがよさそうです。

幸いなことに、病気でダウンしたときに、このわたしにも参照できる社会的なリソースは、すでに様々に存在していました。これは医療や医学に限りません。わたしが本書の中で参照したのは、哲学、文学、障害学、当事者研究、自己啓発、プラグマティズムなどの思考法です。

それらの思考法を参考にして、それらを組み合わせ、自分の心身専用にカスタマイズして、日々を生きるための具体的な力に変えようとしてみたのでした。

このわたしの身体と生活にとっての糖尿病の哲学、糖尿病者のプラグマティズムを、日曜大工のように、ブリコラージュ（器用仕事）のように、手作りしてみるということ。本書はすなわち、わたしが自分自身の病気について考え、実生活を通して試みた個人的実験の記録であり、経験主義的な足跡であり、暫定的な中間報告のようなものです。

その後の療養の日々が十分にうまくいっているのかと言えば、べつにそんなこともありません。残念ながら、というべきか。案の定、というべきか。心身の調子がちょっとは改善されたかと思えば、また検査の数値が悪化したりする。血糖値や内臓の状態はよくなったかと思えば、今度は鬱の方が重たくなったりもする。少しずつよくなっていると楽観的に思っていたら、また体調が悪くなって一歩後退したり……そのようなことを繰り返しながら、なんとかかんとか、低空飛行の「そこそこ」の日常を継続しえている、という感じなのです。

そのようなものだから、本書の記録がはたして、わたし以外の患者さんたち、その家族、あるいはこの病とはさしあたり関係のない皆さんにとって、何らかの役にたつものであるのか、生産的であり有用であるのか、正直、さっぱりよくわからないのです。たとえ有用性や生産性とは別の価値観によって本書の言葉を書き進めてきた、ということはあるにせよ……。

とはいえ少なくとも、このわたし自身は、日々の暮らしの中で「走り書き」ならぬ「歩き書き」的にメモをとっていくこと、その小さな実践、自分の中の不透明で混乱した感情や思いを少しずつ言葉にしていくこと、そしてそれらのノートの山を取り集めて、整理して、こうして小さな本にしてみるということ——そうしたささやかな仕事の具体的作業によって、ずいぶんと救われた、療養生活の慰めを与えられた、とだけは言えます。

そのことは確実であり、疑いえないことなのです。「正しい」とは言えずとも、決して疑い得ないもの、それ以上疑う必要のないものなのでした。

あとはこの小さなささやかな本が、読者の皆さんが自身の日常生活をふりかえり、生活改善を実践していくための一つのヒント、ほんのちっぽけな手がかりになってくれたならば、これ以上の幸せはありません！

糖尿病の日記

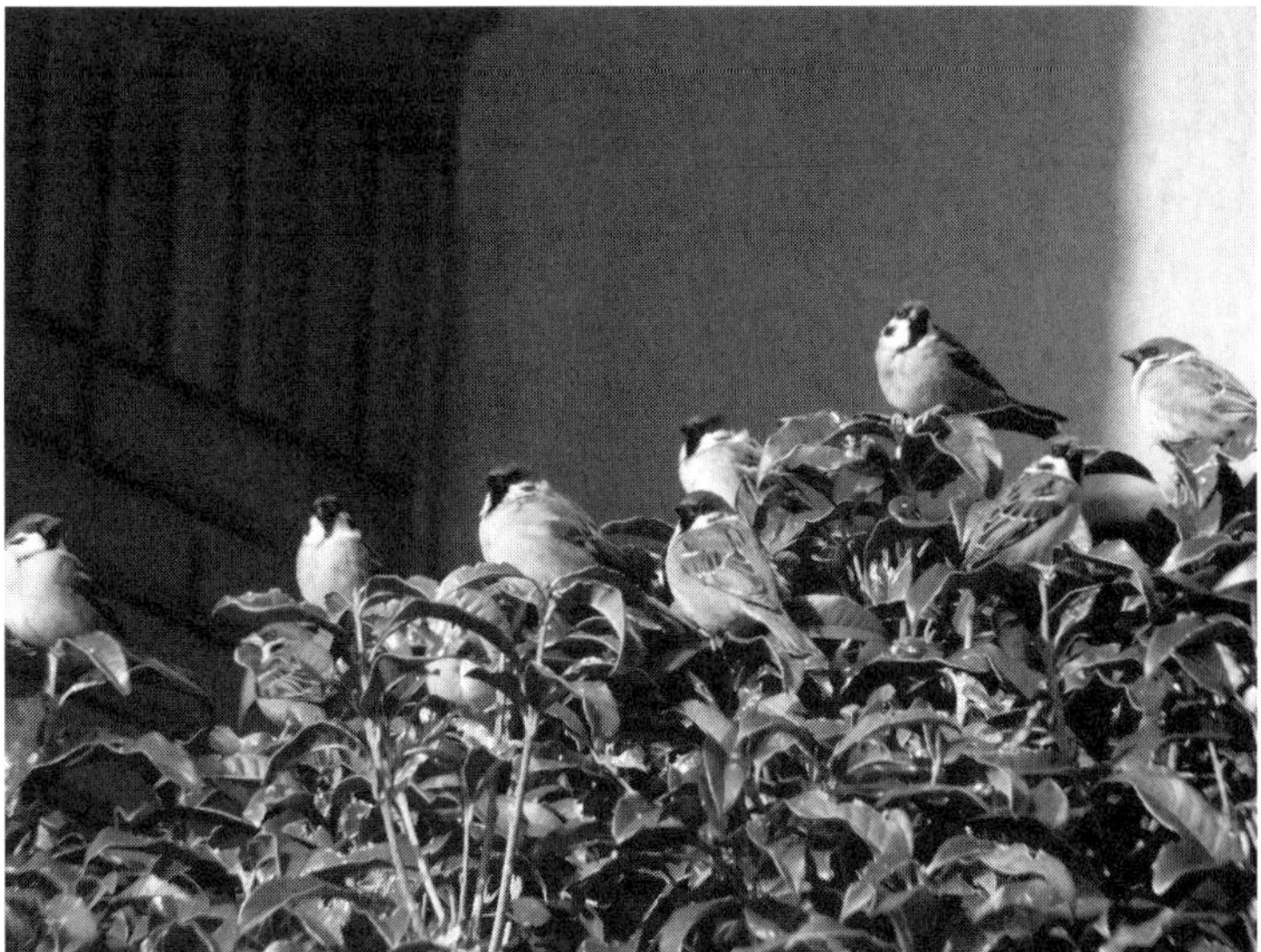

1日目

糖尿病の専門医院に通いはじめた。予約時間の十一時に通院。諸々の検査。

ドクターから糖尿病の基本知識の説明を受ける。まずは食事療法（一日1600～1700キロカロリーを目安）とウォーキングで体質改善していく、とのこと。インシュリン注射や服薬はひとまずしない方針だという。

呼吸困難を起こすことについては、あらためて心電図。さらに念のために、二四時間の心臓のデータを取ることになる。心臓部に計測用の装置を付け、テープで固定。このままシャワーやお風呂は可、とのこと。あとは装置が自動的に記録を取る。明日もう一度、装置を外すために通院することに。

＊

管理栄養士さんからも食事療法、運動療法の説明を受ける。

一日三回、しっかり食べること。なるべく決まった時間に食べること（たとえば朝八時、十三時、十九時などが目安）。主食＋副食＋副菜をバランスよく。糖質抜きダイエットなどはよくない。糖尿病とはいえ、糖分は生存のために必要である。特に脳にとって必要。糖分が足りないと、苛々したりして、逆に過食に走ったりしがちだという。

＊

以下、メモ。

・ごはん１００グラム↓１６８キロカロリー
・ごはん１５０グラム↓２５０キロカロリー
・もち１個50グラム↓１１８キロカロリー
・ナン１００グラム↓２６２キロカロリー
・リンゴ１つ３００グラム↓１８３キロカロリー
・いちご１００グラム↓34キロカロリー
・豆腐１００グラム↓56キロカロリー

・パスタ（茹で）１００グラム↓１５０キロカロリー、１５０グラム↓２２５キロカロリー
・お寿司10貫↓６００キロカロリーほど（カロリー低めだが、糖質は高めなので注意）
・ワカメ１００グラム↓16キロカロリー
・キャベツ１００グラム↓23キロカロリー
・鳥むね肉１００グラム↓２２９キロカロリー

血糖値とは、血液中のブドウ糖のこと
正常値としては、空腹時血糖値は１１０ミリグラム／デシリットル未満
↓１１０～１２６は境界型
↓１２６以上は糖尿病
食後二時間後血糖値の正常値は１４０ミリグラム／デシリットル未満
ＨｂＡ１ｃの基準値は４・６～６・２パーセント。５・５パーセント以下が目標値
合併症予防のための目標値↓７・０パーセント未満
血糖正常化を目指すための目標値↓６・０パーセント

＊

ドクターや管理栄養士さんと話していて、糖尿病治療においては、人間の心の弱さをあらかじめ

受け入れているのではないか、と感じた。

過去の自己責任を問わない。責めない。「今までの生活習慣が悪かったから」と、わたし自身の意志の弱さを一度も責められなかった。正直、そう言われるのかと思って身構えていた。恐れていた。患者に罪の意識を感じさせないようにする、という気配りを感じた。

過去の不摂生や判断ミスを振り返らず、現在の病気の状態をまずはありのままに受け止め、ただ未来を少しずつよくしていくことだけを考える……。そのようにススメられているようだった。

ほっとした。

たとえ今後治療や体重管理に失敗したり、過度に食べてしまったりしたとしても、「まあそういうこともあるよね」という雰囲気の話し方だった。あれをしたら絶対ダメ、これは絶対食べるの禁止、という言い方をされなかった。

たとえば揚げ物やラーメンを食べるのは確かにあまりよくないけど、それも絶対にダメ、とまでは言っていなかった（ただし飲酒は当面やめた方がいい、と言う。たとえ蒸留酒などで血糖値が上がらなくても、アルコールによってインシュリンの分泌が阻害されるらしい）。

自分にとって糖尿病患者の食事といえば、食事はずっとお粥や野菜ばかり、というイメージだったので、いきなり、ちょっと意外な感じがした。色々と糖尿病について、誤解した先入観を持っていたようだ。

＊

それは病院と患者の関係を壊さないように気遣っている、というのとも少し違うように思えた。何となく、次のようなことを感じた。患者に余計な罪悪感を覚えさせないこと、それが医学的・治療的に「合理的」なのではないか、と。

少し前に必要があって、プラグマティズム哲学の入門書や代表作を何冊か読んでいたのだが、「糖尿病のプラグマティズム」のような実践知があるのかもしれない。そんなこともふと思った。あるいは依存症治療の臨床における「ハームリダクション」のような合理主義的な考え方にも似ているのかもしれない。

＊

（以下、後日のメモ。依存症の治療におけるハームリダクションという近年の考え方について。松本俊彦・古藤吾郎・上岡陽江『ハームリダクションとは何か』（中外医学社）より。たとえば「クスリをやめますか、人間やめますか」「アルコール中毒の人は、お酒を一滴でも飲んだら終わり」というような、両極端な考え方は、むしろ事態を悪化させやすいのだという。そして、ドラッグやアルコールをやめられない人を罰しようとせずに、その状態の害や危険を少しずつでも低減しようとする行為をそれ自体として積極的に評価しようとすること。たとえば薬物依存に対しても、社会的な合法・違法という点にも過度にこだわることをしない。薬物依存症者に対して、安全な注射針交換キットや薬物使用室を提供する、という試みを行っている国もあるという。）

＊

帰宅後、早速ウォーキングをはじめる。まずは体に負担の少ない有酸素運動を、と言われている。管理栄養士さんと相談して、一日一万歩をひとまず目標に定めた。

弱った体で歩いてみると、坂道や階段が非常にきつい。特に階段は負担が大きい。油断するとまた呼吸困難になりそうになる（後註――その年の元旦の早朝、初日の出を見るために近隣の新作八幡神社まで歩いたのだが、その階段を上る時に、人生で初めて呼吸困難を経験していた）。今の自分は本当に体が弱っているのだな、と実感する。焦らずに歩く。一時間一五分ほど歩いた。

＊

帰宅後にネットで調べてみると、六〇分以上のウォーキングはかえって逆効果の面もあるという。六〇分を超えると、体の脂肪ではなくグリコーゲンが燃えはじめる。そのため、基礎代謝の機能が落ちて、かえって痩せにくくなるのだとか。そうだったのか、と早速くよくよする。そんなことも今まで全然知らなかった。

＊

体を休めながら、自分の人生を色々と振り返った。そしてふと気づいた。これまでの生き方は、緩慢な自死のようなものだったのではないか。慢性的な過労と気づいていたのに、心身の不具合をずっと前から自覚していたのに、見ないフリをしていた。

仕事によるバーンアウトという側面もあるだろう。しかし、見まいとしていたのは、己の身体の病というより、「どこかで死にたがっている自分」だったのではなかったか⁉

そうか、これは依存症者の心境にも近いのかもしれない。というのは、今回の検査で、糖尿病という現実を突きつけられたとき、どこかに「ああ、これで今までの緩慢な自滅のような生き方をやっとやめられる、よかった」とほっとしている自分がいたから……。正直な気持ちとして、そのことを記録しておきたい。

＊

何年も前からの慢性的なメンタルの不調、鬱病の件もそうかもしれない。これまで、鬱病についての知識を仕入れず、解決策をちゃんと考えることもせず、そこから目を逸らしてきた。現状は糖尿病と鬱病のセットであり、それらが両輪になっている、という自覚を持たねばならない。鬱病と糖尿病の患者としての、当事者学／当事者研究を実験するということ……。

2日目

糖尿病患者の食事についての情報を色々と調べる。

フルーツの糖分は危険と思い込んでいたが、必ずしもそうではないらしい。フルーツの果糖は吸収されにくい。ショ糖とブドウ糖は危ない。つまり、果糖の多い果物は（もちろんカロリーを計算しながら）ある程度食べてもよいのかもしれない。

リンゴ、キウイ、オレンジ、桃、イチゴはよさそう（特にイチゴは比較的低カロリーのようだ）。柿、ぶどう、バナナ、温州みかんは危険。ドライフルーツも危険。

＊

豆類もじつは魚や肉と同じ「主菜」のカテゴリーに入る、と知る（後註――糖尿病ケアの食事では、「主食」「主菜」「副菜」を一：一：一でバランスよく食べるように心掛けることが基本とされる。主食とはごはん、パン、麺など。主菜は肉、魚、卵など。副菜は野菜、キノコ、海藻など）。何となく、納豆や豆腐は健康食なので、いくら食べても大丈夫、という思い込みがあった。豆乳などを飲みすぎる人もいて、要注意とのこと。大豆健康神話があるのかもしれない。

＊

とはいえ、糖尿病について、ネットで情報をあまり過度にあさらない方がよさそうな気がしてきた。

たとえば肉の赤身を食べるということについて、ネットでは、極端に異なる意見が見受けられる。「糖尿病だからこそ肉はいくら食べてもいい」と主張する人もいれば、「大規模統計で逆のマイナスの結果が出ている」という見解もある。過度な不安にとらわれないためにも、まずは栄養士さんとの対面的な関係を信じ、具体的な言葉を信じるのがよさそうだ。

3日目

これまで経験したことのない呼吸困難、めまい、不整脈などを体験し、具体的な「死」の兆候を前にして、自分にとっていちばん恐ろしいことは何だろう——と、眠る前の時間帯などに考えるようになった。今の正直な感想を記しておく（自分のネガティブな思考パターンについての問題点は、この記録ではさしあたり無視しよう）。

自分のいちばんの不安と恐怖——それはつきつめると、「息子（現在一二歳）が一人で生きていけるようになる前に死んではいけない」ということと、「未完成のいくつかの仕事（本）を完成させずに死ぬのは無念である」ということ、であるらしい。

＊

金銭的な不安。生活不安。中学生になる子どもの治療費の不安（後註——子どもが次の春から中学生になるにあたり、SGA性低身長症の治療薬の無償化の期間が終わり、高額医療費がかかる、という問題があった）。フリーの物書きとしての先行きの暗さ。糖尿病を抱えながら、これからも本当に書き続けていくことができるのだろうか。

＊

「死」が具体的なもの、身近なものとして体感されてしまう。漠然とした死の恐怖ではなく、コントロールの利かない体の、「モノ」のような死の具体的な手触り。自分はあと何年生きられるのだろうか。今はとくに、糖尿病の合併症（網膜症）による失明の恐怖を強く感じる。

＊

「死にたがっている」問題について。『ハームリダクションとは何か』（前掲）によれば、病的な意味での依存症とは、特定の対象（アルコールや薬物、買い物や人間関係など）に過度に依存せざるを得ない、という状態のことであり、それ以外の選択肢が見えなくなっているのだという。

たとえば自傷をくりかえすなどの行為は、ほかに誰にも頼れずに、自分の力で苦痛を緩和しようとすることから生じる、とみなされる。逆にいえば、他者に対する根本的な不信に陥っているということだ。

最大の自傷とは、誰にも助けを求めないということである、とこの本にはあった。自死に至るということは、誰にも頼らず、誰にも依存せず、誰にも弱音を吐かず、誰にも弱味を見せずに死んでいくこと。精神的に弱いのではなく、自分の力で何とかしようとしすぎているのである……。

依存症とは、むしろ、他人に適切に依存できない、という病のことなのだ。他人に対する無意識

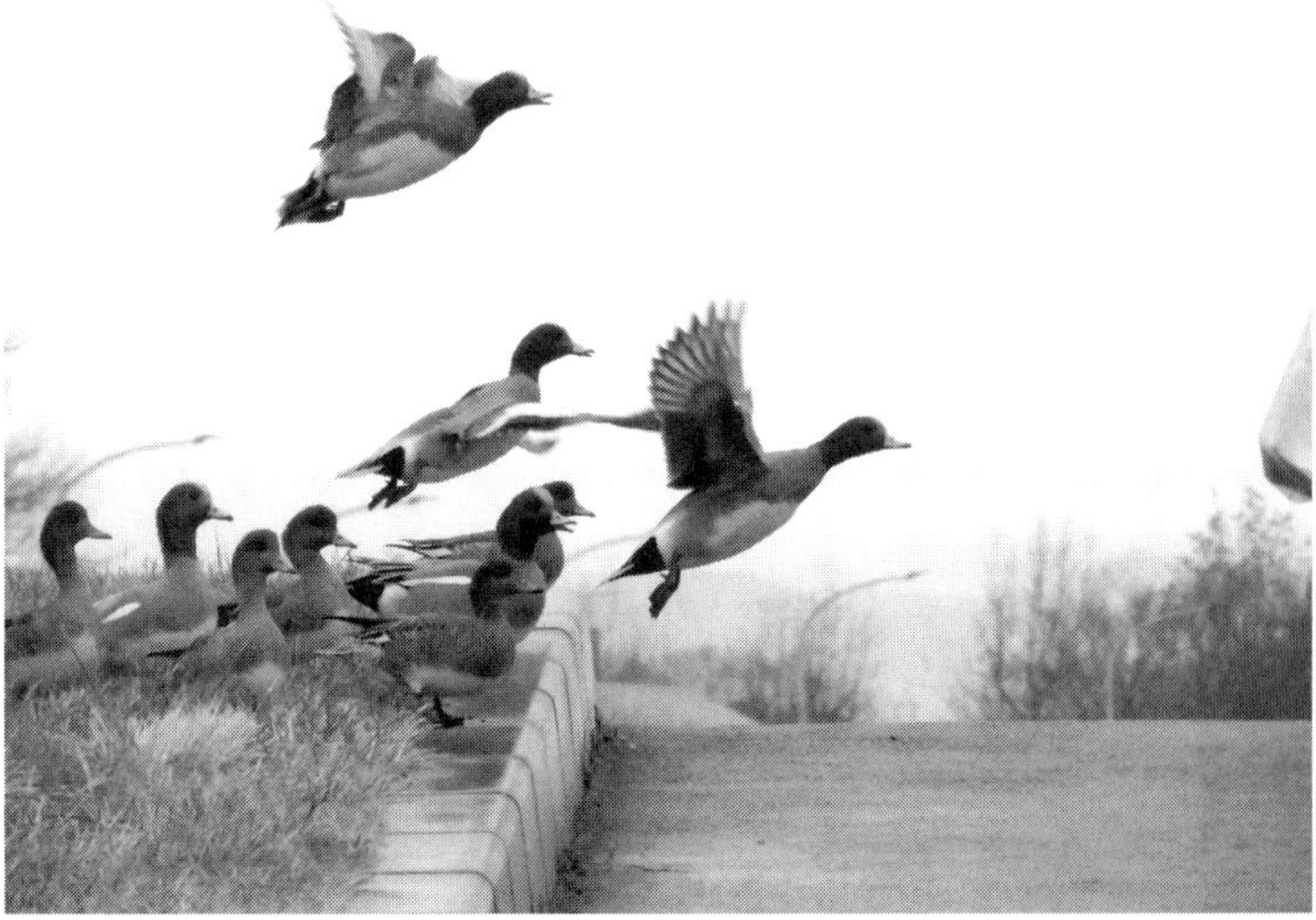

ヒドリガモ

の不信感があって、自分で何とかしなければならない、という気持ちにとらわれてしまっている。そうした状態に陥らないためには、他者と適度につながり、複数の依存先を作って、他人に適度に依存していくほうがよいのではないか……と。

たとえば、自殺予防にとって大事なのは、「死にたい」と言える人間関係があることだという。「死にたい」と口にすると、しばしば「そんな馬鹿なことを考えるな」「生きろ」と叱咤激励されてしまうけれども、そうではなく、「死にたい」という言葉をありのままに受け止めてくれる人間関係が大切なのだそうだ。薬物依存から回復しやすい環境とは、「薬物がやめられない」と言っても叱責も排除もされず、それもまた回復の一歩である、と肯定的に祝福されるような環境である……。なるほど。

7日目

治療開始から一週間が経過した。

毎朝、体重を計測して記録している。一日に何回も何回も体重の計測はしない方がいいという。細かい増減によって一喜一憂するのを避けるため。なお、塩分を摂ると体がむくみ、水分のせいで体重が増えたりするという。

食事制限は今のところ苦にならない。野菜、きのこをたくさん食べている。

カロリー計算を毎回、具体的に記録していくと、食べていいごはん（主食のお米）の分量も、想像していたよりも多い。

糖尿病になったら米、パン、うどんなどは基本的に食べてはいけない、という思い込みがあった。それは「糖質制限」のイメージともつながっているようだ。

「糖尿病になるとお粥や野菜だけしか食べられない」というイメージ。食の貧しさのイメージ。それは世間一般の糖尿病に対する不安や恐怖——偏見と言ってもいい——を過度に増幅しているのだろう。覚醒剤に対する「人間やめますか」ではないけれども、「糖尿病になったら人生終わり」（もう人間らしい食事は二度とできない）という思い込みがある。

最初の一週間ほどで、みるみる2・5キロほど体重が落ちた。とはいえ、あまりどんどん痩せるのもよいことではないらしい。

＊

きのこ類のすばらしさ。大いなる恵み。まいたけの美味しさは感動的。

＊

最近は低糖質（ロカボ）の食品をよく見るようになっていたが、実際に糖尿病患者になってみると、便利な食べ物がスーパーやコンビニに取り揃えられていると気づく。コンビニのサラダチキンは重宝する。栄養指導の時に教えてもらったソイジョイの存在もありがたい（お菓子を食べたい、という欲求がこれで満たされるので）。

以前はよく食べていたカロリーメイトは、小麦粉と砂糖の塊なので、あまりおススメできないという。

生野菜のサラダは、ドレッシングのカロリーに注意すること。

海藻類は積極的に食べていいが、そのままで食べるのはやはりきつい。酢味噌などを多量に使うとカロリーが増えるので注意。

＊

不安と鬱の解消のため、暇さえあれば近隣をウォーキングするようになった。歩いている間は不安が和らぐ。実際にそういう科学的根拠もあるらしい。

＊

相変わらず、夜眠る前の時間帯には、不安が強くなる。自分にとって、死ぬよりも恐いことのイメージ——糖尿病性網膜症になって、失明して、家族に迷惑をかけ、家族からも冷たく見捨てられるということ。ヘルプレスであること。早めに眼科で検診をした方がいいのだが（そう指示されているのだが）、情けないことに、なかなかその勇気がわかない。当面は体重を下げ、血糖値を下げ、ＨｂＡ１ｃの数値を下げることに専念したい。

9日目

就寝前の二十四時過ぎに、急に具合が悪くなる。めまい、頭痛、呼吸困難。原因がわからず、強い不安に襲われ、苦しむ。救急車を呼ぶか、判断に迷う。手許のスマホでネットを検索すると、「低血糖」の症状の可能性がある。ひとまず冷蔵庫にあったヨーグルトドリンクを摂取。そのまま安楽にしていると、一時間ほどで症状が治まる。いつの間にか気を失うように眠っていた。

10日目

朝になっても具合が悪い。心機一転で前向きになっていただけに、昨晩の突然の体調不良は、精神的なショックが大きかった。不安もいや増してしまった。治療開始前の経験を思い起こしてみると、夜、寝る前にあの症状――まだ「低血糖」かどうか確定してしないが――が出ることが多かったような気がする。

＊

朝の計測、なぜか体重が増えている。重ねて気落ちする。当面は順調に体重が減るかと思っていたのだが。昨日はだいぶ長距離を歩いたにもかかわらず。朝から重い頭痛もあって、全般的に体調が悪く、不安から逃れられない。心が弱っているようだ。

＊

ふと、これはもしかしてコロナウイルス感染の可能性もあるのか、と思い至る。

久々にお昼近くまで伏したまま過ごす。

何とか起き上がり、不安解消のため、近所をゆっくりウォーキングする。歩きながら、ふと、食事制限による栄養不足や貧血などの可能性もあるのだろうか、と考える。食後後すぐにあの症状が来ることはなかった気がする。

……などと様々な可能性が思い浮かび、思考が堂々めぐりして、不安が増幅してしまう。

これまでの人生では未経験の苦しさ、暗澹。

＊

その後、ネットで少し調べたところでは、低血糖の状態は、通常、ブドウ糖を摂取すると十五分ほどで治まるものらしい。もし十五分ほど経っても改善しなければ、もう一度摂取する。角砂糖や、低血糖用の飴がよいという。スポーツドリンクもおススメだという（後註――後日、薬局で売っていたブドウ糖のタブレットを購入）。

＊

その後も不安と鬱が強く襲ってくるので、耐えがたくなる。健康不安、息子の医療費の不安、今後の仕事の不安、息子の今後の人生への不安、連れ合いの再就職のこと、身近になった死の不安、失明の不安、七〇代後半の高齢の両親の今後、ありとあらゆる不安が一気に絡まりあって、ぐちゃぐちゃなまま押し寄せてくる。

これはいけない。

心がひどく弱っているのを感じた。

＊

不安と鬱的気分から逃れるために、外出して、自宅から武蔵新城駅、さらに溝の口駅へと長時間歩き続けた。気分転換のため、治療開始後初となる外食をしよう、と思いつく。溝の口駅前のモスバーガーで昼食をとる。事前に調べると「モスバーガー」のカロリーが思ったより低かったため。

＊

コロナ感染が本当に怖い。糖尿病という基礎疾患がある状態で感染したら、非常に苦しんで、ヘルプレスで、呼吸困難のまま死んでしまうのではないか。なるべくオミクロン関連のニュースは見ないようにする。

＊

昨年からの息子の趣味が、鳥の観察と風景写真を撮ることで、自分もそれによく付いていく。思えば彼は生きることが楽しそうである。息子が切迫早産で、１０８２グラムで生まれた日のことを久々にはっきりと思い出す。両掌に包むように生まれたての身体を乗せた時の感覚がふと甦った。

11日目

朝、鬱重し。

朝の計測、体重増加。体重が減りすぎても不安、増えても不安になる。
その後さらに鬱重し。起き上がれず。

*

午後、土曜日で学校が休みの息子と、東高根森林公園まで探鳥に行く。自然の中を歩くと鬱や不安も緩和される。しかし、今日は鬱が極めて重く、公園の中を歩きながらも暗い気持ちから逃れられない。途中から体が冷たくなる。

*

帰宅後、次のようなことを考える。まだまだ人生の登り坂が続くと思い込んでいた。しかし、冷静に考えてみれば、すでに自分の人生は後半戦であり、下り坂である。たとえ病気の件がなかったとしても。それならば、どう納得して死んでいけるのか、自分にとって「後世への最大遺物」(内村鑑三)とは何か。そうした課題が急激にリアルに体感されるようになった。
逆にいえば、今まではそれを見ないようにしてきた。そうした現実を突き付けられて、まだ心身がついていけない。死を迎え入れる準備が全然できていなかったのだ、恥ずかしながらこの年齢にもなって——と気付いた。世の中の多くの人たちはどうなのだろう?

*

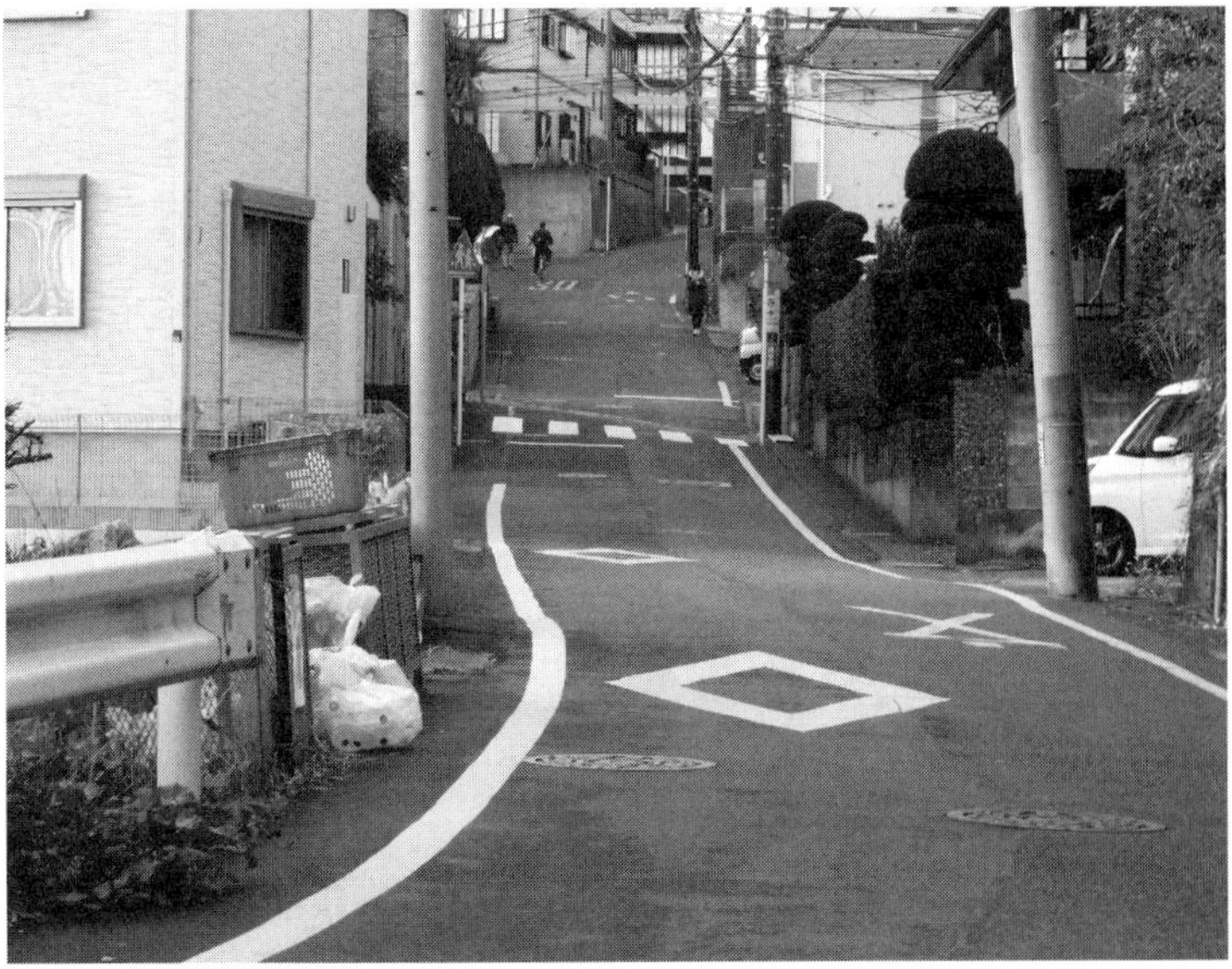

もしもあと一〇年と少しを生きのびることができて、やるべき物書きの仕事も完成して、息子も大人になって自立していけたならば、本当にそれはもう、最高の幸せではないか。無上で至上の幸福ではないか。

＊

心の不安を打ち消して安心を与えてくれる誰か（大いなる何か）の存在を実感できたなら、今ならあっさりと飲み込まれるだろう。ふと、そんな危うさを感じる。嘘でもいいから騙してほしい。嘘でいいから自分の存在を肯定し、安心させてほしい。そう思ってしまっている自分がいる。これはやはり危うい。

＊

色々と無理して、行けるところまで、倒れるところまで行こうと思い決め、心身に鞭打って、騙し騙し努力して、ついに今回倒れて、そこで即死（心筋梗塞など）の可能性もあったわけだが、何とか人生の猶予を与えられた。治療と回復の日々を与えられた。そういうことなのではないか。今は不安の思いが強いけれども、あんがい長期的にみれば、幸運に恵まれたのではないか。そう思える日がいつか来てほしい。

12日目

日曜日。子どもと狭山湖&トトロの森までドライブする。探鳥。

＊

帰宅後、夕食前の十九時頃に、突然、また体調不良になる。めまい、頭痛、吐き気。ポカリを摂取する。十五分では症状がおさまらず。再びポカリを飲む。横になる。おさまらず。だんだん吐き気が強くなる。二十時半、まだおさまらず。頭痛。そのまま深夜まで横になる。再び精神的ショック強し。

そもそもこの症状が低血糖なのかどうかも自分では判断がつかない。ブドウ糖を摂取していいのか？　それとも逆なのか？　全く別の原因があるのか？　このまま意識を失って死んだりするのか？　判断がつかない。不安。孤独。

ウォーキングの運動量に比して栄養が足りないのだろうか。そういえば、ここのところ全体的に食欲がない。精神的なショックが大きい。弱った。これはもう駄目かもしれない、と思ってしまった。本当にまいっている。

13日目

朝、病院に連絡し、予約を入れる。午後、受診。やはりケトン体（後註――脂肪酸から作られるエネルギー源のこと。体内で利用できるブドウ糖が足りなくなった時には、体脂肪を燃やしてエネルギーが生み出される）の数値が悪く、簡単にいえば、身体がいわば飢餓状態にあるという。インシュリンの分泌がうまくいかず、低血糖になっているのだろう、との診断。

ドクターから、毎朝と毎夕の自宅での血糖値の検査（指先から血液を採って専用の機械で計測する）と、毎朝のインシュリン注射の治療をはじめます、と宣言される。そのまま部屋を移動し、看護師さんから細かく説明を受ける。

ついに自宅でのい、い、い、い、い、インシュリン注射の生活か、か、か、か――しかし、なぜかそれほどのショックは感じなかった。感覚が麻痺しているのか。ショックよりもむしろ、体調不良の理由が医学的に判明したので、今は安堵の方が大きい。

＊

夜、連れ合いと息子と三人で、近隣のジョナサンへ行く。今の自分の糖尿病の状況を家族に話した。ひとりで溜め込むのは危ないので、状況をなるべく小まめに、小出しに、家族にシェアすることにした。感情や不安を溜め込んで、絶望したり爆発したりする、という男性たちが陥りがちなパターンを避けること（最近色々と学んでいる男性学の叡知……）。

14日目

それにしても、血糖値が上がるのを避けて、低血糖の状態も避けるというのは、無理ゲーではないか……。

いわゆる「糖尿病になると痩せる」というのは、インシュリンの分泌が足りず、血液中から栄養がうまく細胞に取り込まれていないため、なのだそうだ。栄養を取っても、肉体的には飢餓状態になってしまう。そして全身の血管にダメージが蓄積されていく（インシュリンは血液から細胞に栄養を取り込むために必要なもので、個人的にはＰＡＳＭＯのような交通パスをイメージしたりする）。

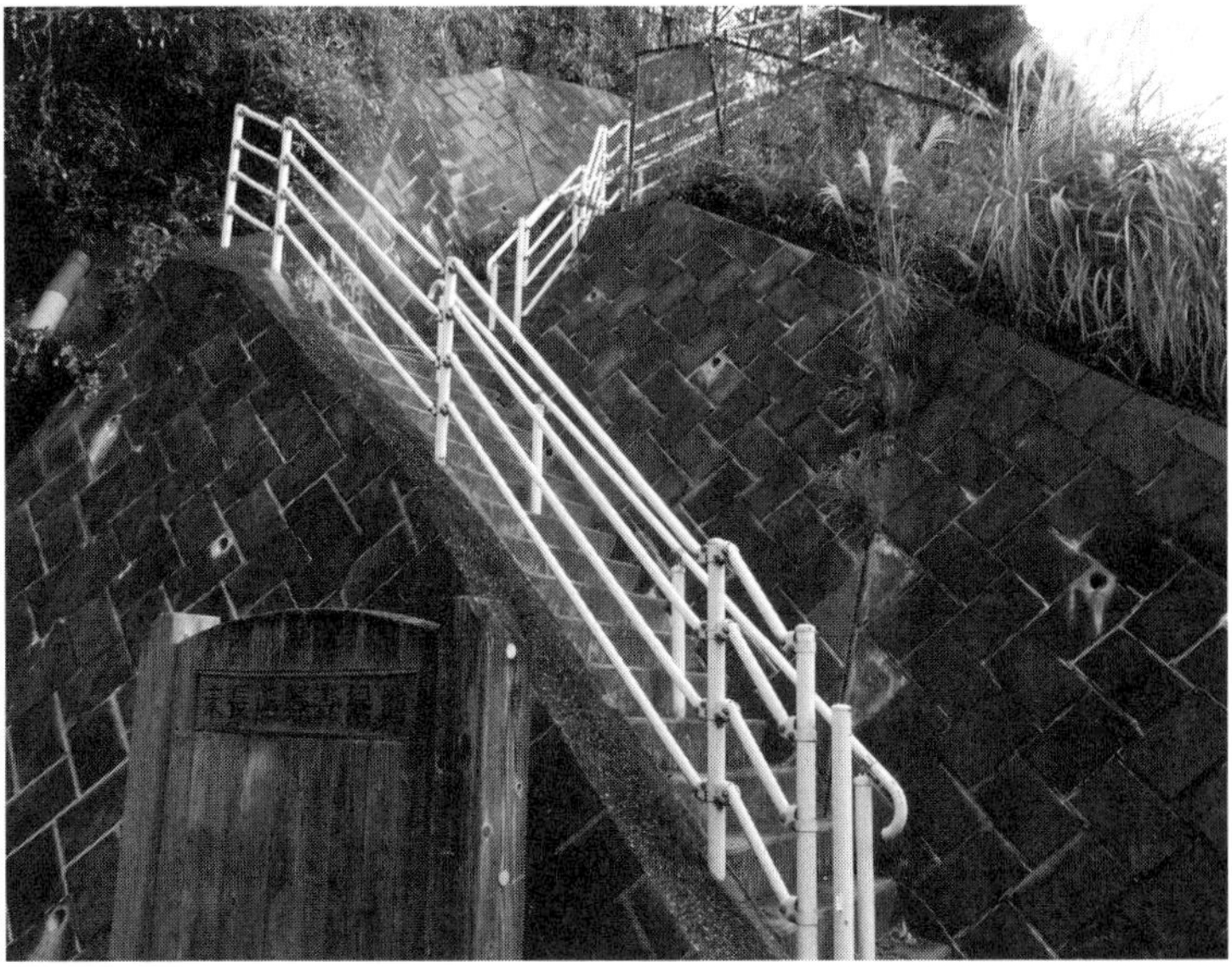

＊

午前中、体調を見ながら仕事を続行。小さな仕事があることはありがたい。リハビリ感覚。治療と仕事をバランスよく、長期的に、安定的に、両立させていけるかどうか。手探り。その後ウォーキング。ドトールでホットコーヒー。

＊

息子は学校から帰宅後に、近隣の小児科でコロナワクチン一回目を摂取。午後から本日二度目の散歩。増福寺→杉山神社→熊野の森→梶が谷駅方面というコース。ちょっと歩きすぎて危ういかもしれない。水分を多めに摂取。

＊

夕方、激しい鬱が襲ってくる。一言でいえば、それは、くやしい！　という思いだった（井上雄彦『バガボンド』の伝七郎の顔を思い出した）。自分なりに物書きを天命の仕事と信じて、日々の研鑽を積み重ねてきた、それなりの自負もある、しかし結局自分は、自分を本当に心底納得させられ、世の中に認められ、歴史に名を残すようなものを、けっして書けないだろう。二流三流の偽物として消えていくだろう。それがくやしい。……こうした考えが間違っていて、よくないものだとわかっていても、くやしさの感情をどうにもできない。……ただしこれは精神というよりも肉体的な反応なのかもしれない、とも思う。

＊

明るいこと、楽しいことを考えるんだ。今の日々の努力が実って、六〇歳まで生きのびて、素晴らしい死を迎えることを祈るんだ。

＊

どこかで非合理な意志の力が必要なのだろう。自分は絶対に六〇歳まで生きられるんだ、糖尿病という「恩恵」によってむしろ他の大病に罹らず、生きのびていけるようになったんだ、そしてすべての仕事をやりおおせて、この世界と人生に和解して感謝して死んでいける。そのようなことを信じること。そうした合理的な計算や予想を超えた意志の力が必要なのではないか。これは自分の残りの寿命を一〇年延ばすための我慢の戦いなのだ、と……。

＊

ふと、この地球の人類の歴史と進歩は、何千年も何万年も、延々と、循環するこの無常と無情の繰り返しだったのか、というぞっとするような虚しさにとらわれた。この自分も、我が子も、両親も、小鳥たちも、水槽の中の金魚やドジョウも、生命として、完全に等しく同じである。われわれは何のために生まれて、生き、産み、殺し、死んでいくのか。この生成流転という真理に、どうやって人類は、生き物たちは、長い長い時を耐えてきたのか。

それでも、産まれたい、生きたい、他者に生きてほしい、と心の底から願えるとは、どういうことなのか。誰かに寄り添って、何かを産んで、完全な無知無能無力の中で、命の尽き果てるまで、この地球の中で生きようとする意志は、いったい、どこからくるのか。

もちろんそれらもまた、誰もが日々の労働や生活の中で、何千年と何万年と、何千億と何兆の存在たちが、混沌とした命を通して受け止めてきた真理、無情で非情で平常な真理なのであって、とくべつな哲学でも宗教でも芸術でもなく、ありふれた生活実感にすぎないのだろう。しかし……。

＊

どこかの遠い神仏に向けて祈るのではなく、われわれのこの日常の循環的な暮らしを、地球＝八百万の神々そのものに深く根づかせていくとは、どういうことなのだろうか。

レットイットビー＝南無阿弥陀仏。

この世界のどうしようもない生成流転に身を委ね、幸福も不幸も、よいも悪いも、すべてに感謝を捧げるとは、どういうことなのだろう。

＊

それにしても、ふと油断すると、異様に抽象的なこと、観念的なことをしきりに考えてしまっている。危なっかしい。心を鎮めること。しかしそれがなかなか難しい。抽象的な観念を捨て、外へ出て、歩きに行こう。

＊

夜、体調不良になる前に引き受けていたオンラインイベントの仕事があった。イベント中に体調不良になることもなく、無事に終える。大きな安心を飢渇するよりも、日常の小さな安心を一つずつ、一歩ずつ積み重ねていくこと。それしかない。

15日目

朝食後、鬱の兆候あり。すぐにウォーキング。里山方面。

昼食後、再び歩く。暇な息子も付いてくるという。蛍のいる湧水きがある「たちばなふるさとの

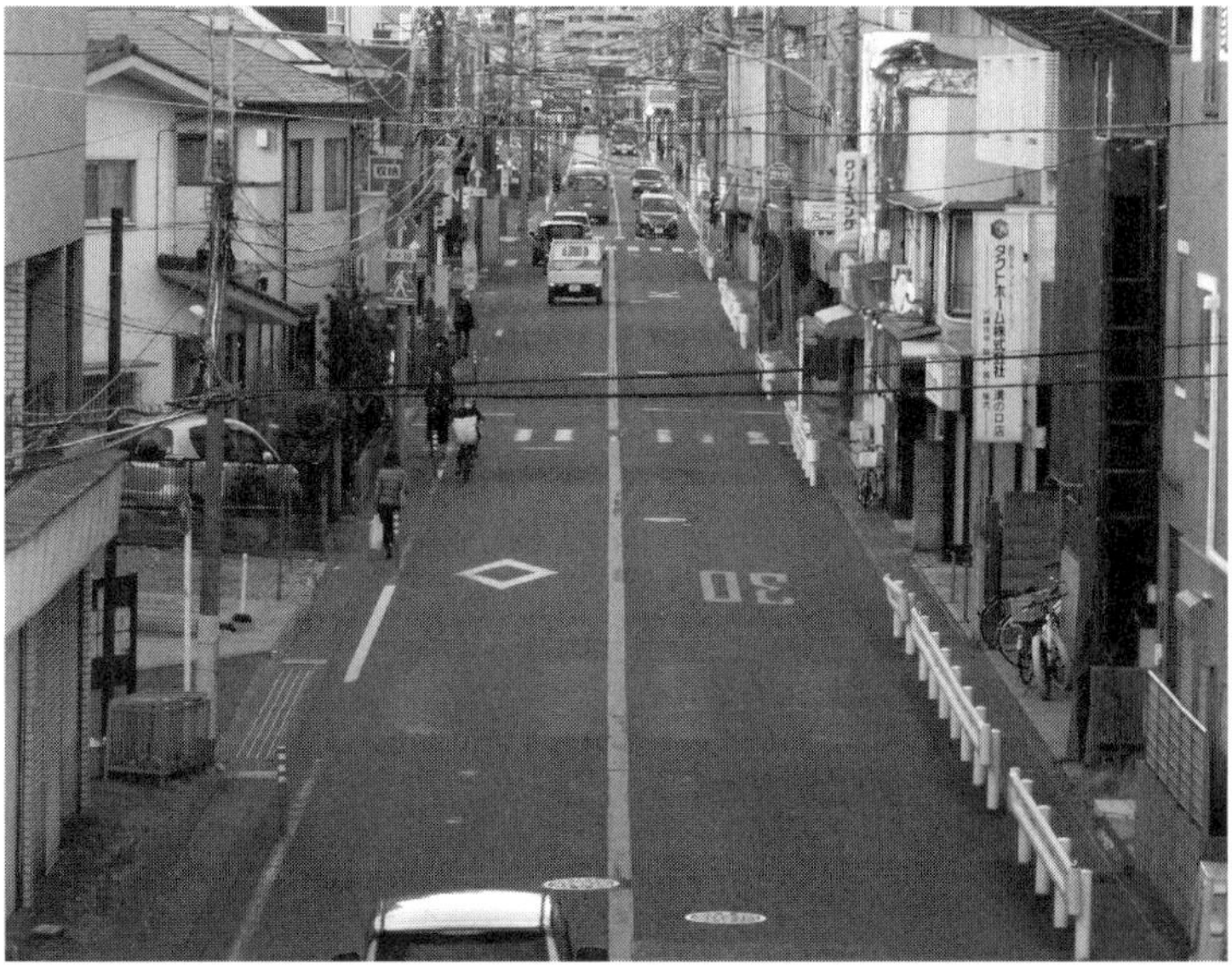

森」を抜ける。里山的な階段や細い道を何度もアップダウンする。

天台宗影向寺で少し休憩する。看板を見ると、建物より、樹木より、薬師如来より、この寺院では霊石がもっとも古いのだという。かつて、窪みから不思議な水が涌き出たという。そういえば折口信夫は、石という空洞《うろ》の無い物質の中にたま（魂、神）が宿っているという不思議さ、その不思議さの中に日本的信仰の根幹を見出していた。

そこからさらに歩くと、奈良時代のさらに前の時代にこの地にあったという、古代の橘《たち》樹《ばな》家の遺跡がある（国史跡《くにしせき》・橘樹官衙遺跡《たちばなかんがいいせき》群《ぐん》）。

見知らぬ階段をくだっていくと、住宅街の中に「山田家」というお墓の群れがあった。乱雑に壊れて散らばった墓石たち。このあたりの旧家だろうか。

すぐ近隣に、日々散歩するようになる前は知らなかった抜け道がたくさんあり、気ままに歩いていると、不意に視野や空間感覚がひらけたりする。長らく住んでいる自宅の近辺にも、自然がこんなにも生き残っているのか、という軽い驚きもある。空き地のように放置された畑も多い。変な形の丸い雑木林があるなと近づいたら、住人のいない空き家の庭の植物が繁茂して、新しい暗い生態系のようになっていた。これがアーバンなエコロジーというものだろうか。

自然と人工がモザイク的に入り組んだ里山的な散歩道の中に、人間と非人間たち（植物、土、石）による共同的なネットワークとしての迷宮が形作られているかのよう。人間の建築もまた蟻塚のようなものなのだ……。

小高い場所からふっとパノラマが開けて、武蔵小杉駅方面の高層ビル群や、東京タワーやスカイツリー、東京の都市へも風景が連続していた。

＊

不安や鬱がつのると歩きたくなる、歩いていれば厭なことを忘れられる、という依存症的な危うさもウォーキングにはあるのかもしれない。

ドクターからは「食事制限も運動もがんばりすぎないでくださいね」と言われている。がんばりすぎてはいけない、「動きすぎてはいけない」（千葉雅也）。

食べすぎも、食べなさすぎも、運動しなさすぎも、運動しすぎも、よくない。必要なのは病者としての〈中庸〉の哲学――のようなものかもしれない。

中庸とは、日々の繊細な自己身体対話を通した、ある種の絶妙なバランス感覚のようなものなのだろう。小林秀雄が確かどこかで、そんなことを書いていた。中庸の技術としての、自己への配慮＝セルフケア。やはり今の自分に必要なのは、糖尿病のプラグマティズムのようなものなのだろう……。

＊

レベッカ・ソルニットの『ウォークス――歩くことの精神史』（東辻賢治郎訳、左右社）を読み始めた。たとえばこんな記述。「生産性指向の世のなかにあって、思考することはたいてい何もしないことと見なされているが、まったく何もしないのは案外難しい。人は何かをしている振りをすることがせいぜいで、何もしないことに最も近いのは歩くことだ」。

あるいは次のような。「歩くことの理想とは、精神と肉体と世界が対話をはじめ、三者の奏でる音が思いがけない和音を響かせるような、そういった調和の状態だ。歩くことで、わたしたちは自分の身体や世界の内にありながらも、それらに煩わされることから解放される。自らの思惟に埋没し切ることなく考えることを許される」。

何もせず、何も考えず、何も生産せず、歩くように「考える」こと。ソルニットは哲学者のキルケゴールについて言う。「精神がもっともよくはたらくのは周囲に気を散らすものがあるときだ」……彼は「すべての著作を歩きながら書いた」。近隣、田園、登山、都市……世界中、歴史中を自由自在に歩き回って「考え」続けていくソルニットの、ほとんどＡＤ／ＨＤのような惑星的《プラネタリー》なアナーキーさ、のようなもの……。

＊

まだまだ自分には成長や選択の可能性があると、アラフィフ寸前の年齢にもかかわらず、そう考えてしまっていた。思えば情けないことだ。恥ずかしいことでもある。もっと早く成熟して、死に向けた覚悟を決め、準備をはじめておくべきだった。誰もがそうしているはずなのに。しくじった。

＊

わかめをそのまま食べるのは厳しい。わかめよりもくきわかめが食べやすい。

16日目

朝、予報では雪だったが雨。夜からは雪模様だという。日常でも、布団の中でも、歩きながらですらも、油断すると、まっくろい不安と絶望に押し潰されそうになる。闇に飲み込まれてはいけない。

余計なことは何も考えないようにしよう。考えるよりも、歩く。歩くことと考えることを一致させていく。そうやってただ、今を、次を、一つひとつ、ていねいに、積み重ねよう。今目の前にある選択肢の中で、よりマシな次の一手を。ただそれだけのことを考えよう。そうやって一生懸命に生きている自分自身の心身を信じて、そこそこに肯定しよう。たとえどんなに間違っても、判断を誤っても、それも含めて自分の暮らしの積み重ねである。恐れるべきことは、間違いや誤りではない。その積み重ねの結果としてやってくる未来は、きっと大丈夫だ。そう信じるのだ。

＊

体重の落ち方は順調とみてよいのではないか。血糖値も計測開始以降は、よい感じに落ちている。朝の空腹時血糖値、今朝は１２０台まで落ちていた。例によって油断大敵ではあるが。

＊

ふりかえると、結局、この自分は、福祉の現場にも、教育の現場にも、社会運動の現場にも、文学の現場にも、宗教や信仰にも、どこにも本当の意味では深く根差すことができなかった。根拠地を持っていない。いつでもよるべない。根がない。足元がつねにむなしい。だから、何をしても不安だし、何を書いても自信がなく、後悔ばかりで、くよくよと思い悩んでしまう。情けないことではある。しかしその事実を認めざるをえない。かつての国学者たちや民俗学者の柳田國男のような、日常と信仰が自ずと一体化したような世界に憧れてしまう。しかし自分がそうした生活の循環に本当の意味で根差せる日が来るとは、どうしても信じられない。

悲しくってむなしくて、とてもやりきれない。この限りないむなしさに救いはないのだろうか。

＊

焦ってはいけない。「今」を大事にしよう。ほんの一時間後のことを、まずは大切に。未来とは、考えて何とかなるもの、自力でどうにかするものではなく、向こうからやって来るものである。未来とは彼方的なものであり、他力的なものである。

＊

この何日かの自分は、またも、あまりにも観念的な方向へと意識が行きすぎである。日々の経験主義的な話、プラグマティックな話よりも、観念的で抽象的なことばかりを考えがちである。やはりこれはよくない兆候だ。しかし……。

＊

メモ。鍋物は、野菜やきのこも摂りやすく、栄養も豊かで、作るのも簡単だからありがたい。しかし、食材がつゆの中に混然一体となっているために、カロリー計算が難しく、食べる分量が増えがちでもある。注意。最近はスーパーでもコンビニでも、様々な味の鍋つゆが買えるし、変わり種もあるし、色々試すのが楽しくもある。夏場はどうなるだろう。

＊

そうだ——と、不意に思い至る——数年後に、別の仕事を何かはじめよう。体調を良くして。当面のやるべき仕事を片付けて。そう考えれば、金銭の不安も多少は落ち着き、心も楽になるかもしれない。きっとそれは新しい、見知らぬ、残り物の生の、余生＝生き延びの楽しみになるだろう。そのためにも、心身の健康を整えることだ。コンクリートの上にも旺盛に育つ雑草のように、日々の暮らしにまずはしっかりと根を張ることだ。中庸的な実践。高くもなく低くもなく、喜びすぎず悲しみすぎず。そこそこに「自分」を大事にしてあげること。

＊

ＳＮＳで友人・知人向けに糖尿病の件を報告する。すぐに多くの励ましや具体的アドバイスがあった。ありがたい。

＊

人間という生き物は、放っておけば、自分のことを惨めに感じ、不機嫌になり、自分は不幸であると考えたがる生き物だろう。パスカルは、定めがなく、根を持たない人間の惨めさは、キリスト教への信仰によってしか救われない、と信じた。これに対しアランは、日々の意志の力によって、人間は幸福になりうる、と考えた。

アランは次のように言う。人生の中に本物の不幸というものはある。それは事実である。けれども不思議なのは、特別に不幸ではないのに、自分から不幸になりたがっている人々、幸福になろうと意志しない人々が世の中にはいる、ということだ。そういう人はとてもたくさん存在する。それは不思議なことである。

人間は、いったん何事かを深刻に考えはじめると、余計な恐怖や不安がおのずと増大してしまう。だから、そういうときはたとえば体操したり、姿勢を変えたり、リラックスしたりするのがよい。

それは何も考えるな、体を動かせ、考える前に行動しろ、ということではないようだ。「考えることは意志することだ」ということである。行動するとは、意志しつつ行動することである。

では、意志とは何か。不幸になること、悲しくなること、不機嫌になることはべつに難しくない。放っておけば、誰でもそうなるからだ。それは自然の傾向性にすぎない。人間にとって難しいのは、幸福になることであり、日常の中で幸福になろうとする意志を持ち続けることである。幸福になろうと意志しないかぎり、人は幸福にはなれない。というか、人間の意志とは、根本的に楽観的なものでしかありえない、とアランは言うのだ。

「プロポ」という哲学的断章の形式も、アランが作り出したものであって、日々の営みの中で定期的に、長期的に書き継がれたものだった。アランは新聞にプロポを書いた。どんなときでも、毎日書いた。二時間で書いた。一気に。修正もしなかった。アランが人生の中で残したプロポの数は、五〇〇〇にものぼるという。プロポというあの哲学的な断章形式が、オプティミズム的な意志にふさわしいものだったのだろう（わたしのこのメモも、プロポのようでありますように！）。

＊

自分の父親も祖父も、中年の頃から糖尿病だったが、わりと長生きだった（後註——父親はまだ健在である）ということを、今さらのように思い出す。親父が緑内障になったのは、何歳の時だったか。父親や祖父の長命ということ自体が、自分にとって、大いなる希望なのかもしれない。そのうち親父から色々と話を聞いたりできるだろうか。あまりそういう話をしてこなかったが。

＊

そういえば、思想家の吉本隆明もまた、若い頃から糖尿病だった。吉本は三〇歳を少し過ぎた頃から、医師によって糖尿病と診断され、長らく食事制限や治療と格闘してきた人である。

しかも吉本は、自ら「食欲中毒」と名づけていたように、食べることに対するほとんどアディクションに近い欲望があった人だから、それに向き合う苦労や努力には、並々ならぬものがあった。実際に吉本の思想は、その全体が、糖尿病患者の思想と呼ぶべき側面があったように思える。

吉本の『最後の親鸞』（ちくま学芸文庫）より——「最後の親鸞を訪れた幻は、〈知〉を放棄し、称名念仏の結果にたいする計いと成仏への期待を放棄し、まったくの愚者になって老いた自分の姿だったかもしれない。（略）眼もみえなくなった、何ごとも忘れてしまった、と親鸞がいうとき、老もうして痴愚になってしまった自分の老いぼれた姿を、そのまま知らせたかったにちがいない。

だが、読むものは、本願他力の思想を果てまで歩いていった思想の恐ろしさと逆説を、こういう言葉にみてしまうのをどうすることもできない」。

17日目

雪は積もらなかった。朝食後、近隣を歩く。風が冷たい。ところどころに残るのは、霜なのか、雪の名残なのか。春の気配を陽射しにわずかに感じる。メジロやシジュウカラが強く囀りはじめている。家の裏から、ジュリジュリというエナガの声が時々聞こえる、と息子が言う。その姿は見えない。ヤドリギ（宿木）をこのむレンジャクの飛来が、今年は例年に比べてずいぶんと遅いらしい。

*

十一時、家族三人でT中学校へ。体育館にて、春からの中学の制服の型どり。ジャージや上履きも購入。学校関連の物品は高額で、あらためて驚く。帰り際、近隣のライフで買い物。

*

夕方の散歩。遥かな稜線にうっとりとしずみゆく紅色の夕陽を不気味な背景として、黒い影のように鳥が一羽斜めに横切っていく。カラスだろうか、まさかトビだろうか。それを見送って、さら

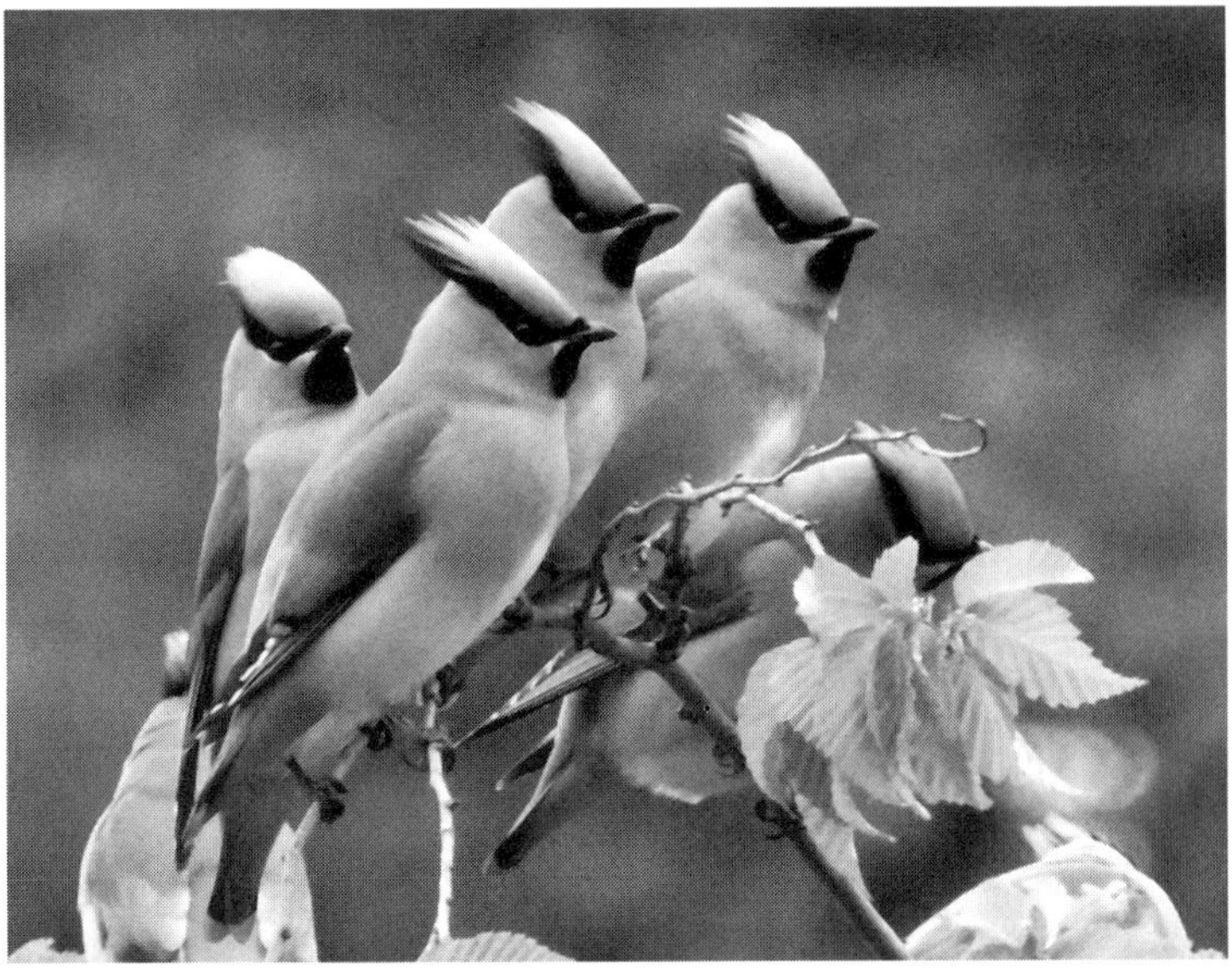

ヒレンジャク

に歩きながら、ふと、ある種の神秘的な直観が走った。

たとえ若くても年老いても、子孫を残しても残さなくても、別の生き物を食っても誰かに食われても、幸福でも不幸でも、誰かに見られていても誰にも見られていなくても、今そこを飛んでいくあの命は、ありのままをただ精一杯に生きて、それがそのまま、永遠なんだ、そうなんだ、と感じた。その瞬間にそう直観した。

これが神秘を経験することか。どれだけ長く生きたとか、永久の不老不死とかという話ではなく、時間の流れを超えた、その外にある、永遠——のようなもの、を実感した。この地球という実在に根差した生と死をわかちがたく含む「いのち」という意味での永遠——そんなものを。ほんの刹那の思いにすぎなかったが。冷たく厳粛なものが、鳥の影と共に、この体を通り抜けた。

*

歩みを再開しながら、しかし次の瞬間、こうも考えていた。今感じた、地球的な永遠とは、必ずしも救いとしての恩寵や祝福ではないだろう。やさしいもの、あたたかいものとは少しも限らないだろう。非情で無情でもあるだろう。かつて、超越主義者《トランセンデンタリスト》や神秘主義者たちが直観したような、生命の無限の流れのような一元的なものではない。有限な人間の感覚からいえばそれは残酷なもの、何の容赦をも知らないもの、過酷なものであるだろう。

たとえば糖尿病とはまるで無関係な病によって、ガンや脳卒中によって、不意打ちのようにこのわたしの死が来るのかもしれない。治療開始後のすべての日々の地道な努力を、感情を、祈りを、嘲笑うかのように。とはいえ、そこに冷酷さや嘲弄を感じてしまうことこそが「人間的」にすぎる感情なのかもしれない。そうも考えて、ぞっとした。さらに歩いた。

18日目

病気や近況について、家族や友人、知人と話したり、日々の不安を言葉にし、弱音を吐いたりしたためか、ここ数日は、少し穏やかな気持ちがする。遠いもの、はるかなものに超越的な何かを探すのではなく、身近なもの、見知ったものの中に永遠と無限を観ること。暮らしの神秘を静かに観照すること。

＊

愛する人が不幸にならず幸せであるように——という祈りは、かえって自らの不安を強めるのかもしれない。あの人が幸せになれなかったらどうしよう、不幸な偶然や選択ミスがあったなら、と考えてしまうから。

しかし、幸福になるのであれ不幸になるのであれ、その誰かが精一杯生きていく、ということそのものを祝福できるのではないか。根本経験としての肯定（yes）とはそういうことではないか。

その存在が精一杯に生きて、その小さな日々の積み重ねの果てに、その突端に、この「今」がある。祝福とは、幸福と不幸、正しさと誤り、肯定と否定を超えた、根源的なイエスのことだろう。人生にイエスと言うこと。それがアランのいうオプティミスト的な意志ということなのか。人間的なイエスの意志なのか。意志とはむしろ、永遠に楽観的でしかありえないに違いない。

＊

昼前に、なぜか日本そばが食べたくなる。ネットで調べると、そばはカロリーや糖質が低いわけではないものの、一人前くらいなら問題なさそうだった。武蔵新城の山水といううまい蕎麦屋を思い浮かべる。今日は朝からやたらに空腹を感じる。食事療法をはじめてからは、むしろ食欲がなく、適量を食べるほうが大変だったのだが。少しは心身が改善され回復してきたから、お腹がすくようになったのだろうか。いや、油断大敵な時期なのだろう。空腹ゆえに、仕事にも集中できず、捗らない。しかしそのことも「我慢が足りない」と無理に抑え込むのではなく、ちゃんと見つめねばならない。

*

実家の母親に、父親（夫）、祖父（舅）の糖尿病について少し聞いてみた。やはり今の自分くらいの年齢の頃だったようだ。

完全に遺伝なんだろうね、と自分が言うと、半分は自業自得よ、と母親は吐き捨てるように言った。昔から父親（夫）は浴びるほど酒を飲んで、食べ物も好きなだけ食べていた。祖父（舅）は、酒飲みではなかったが、甘いものに目がなく、鍋一杯の小豆を鍋から直接食べるような人だった。なるべくしてなったのよ、とお袋は冷然と言い放った。なんだかオカシかった。

*

夕方に二度目の散歩。この辺りの土地には、沈む夕日を眺める標高の、視界の開けた場所がなかなか見つからない。最近はあちこち探し回っているのだが。新作八幡宮の夫婦階段の上から、はるか富士山が望めるのだが、夕日をもう少し身近に感じられる場所はないのだろうか。

暗くなった中、第三京浜の下の脇道を延々と歩く。並走すると、それが石と鉄の川のように感じられてくる。落書き。高架下に巣作りした鳥の気配。廃屋とごみ。赤い光。緑色の看板。やがて道は線路と交差する。踏切をクジラのような南武線が轟音で駆け抜ける。

＊

意味があるか無意味か、有益か無駄かとぐるぐる考えるくらいなら、足を動かせ。たとえ意味があってもなくても、進んでいるのは確かだ。

＊

夕食前の血糖値108。ずいぶん数値が下がっている。こうなると逆に低血糖が心配になる。昼食の分量が少なかったのだろうか。今日の昼過ぎに感じたあの強い空腹感は、あまりよいものではないのかもしれない。バランスが難しい。その反動もあってか、夕食をいつもより多めに取る。明日の体重と血糖値はどうなるだろう。

19日目

寒の戻った朝。正午を待たず雨が降り出しそうで、邪魔な傘を片手に、午前中から長めのウォーキングに出る。近所のだらだら坂を、途中で立ち止まらずに、最後まで登れるようになった。少しは体力が回復したのか――が、自分を戒める。今は油断大敵、というより、焦慮禁物、という具合なのだろう。油断という言い方は、自分をちょっと責めすぎている。焦って、自分はよくなっている、と思い込みたがるのは、やはり危うい。そんなに簡単なはずもない。

意識よりも身体はつねに遅く、ゆっくり変わっていく。緩さ、遅さ、その適切さに意識を無理なくしっくりと同調させていこう。

歩き終えたあと、近所のセブンイレブンやローソンに立ち寄り、あたたかいコーヒーまたはカフェオレをゆっくり飲むことがささやかな近ごろの楽しみになった。当然砂糖抜きである（後註――牛乳のカロリーのことをすっかり忘れていた）。

＊

「歩くスピードを落としていくつかの願いを信じて／冷たい道のこの上を／歌うように／歌うように歩きたい」（フィッシュマンズ「ウォーキング・イン・ザ・リズム」）。

＊

子どもが久々に焼き肉を食べたいとのこと。昼食に焼き肉屋へ。チョレギサラダとユッケジャンスープとごはん小のみにしようかと思ったが、不自然な我慢はよくないと感じ、折角なので黒毛和牛を一皿食べる。夕方の計測、血糖値が高め（１４０）だった。肉の脂はだらだら血糖値が高くなるらしい。

＊

クリエイトで日用品の買い物。ロカボ食品がやはり目に留まる。ロカボとは低糖質のこと。ただし完全に糖質を除去するのではなく、適正な低めの糖質をとる、という考え方のようだ。その場合、問題は糖質で、脂質はあまり問題ない、ということらしいが、どうなのだろう。ナッツ類が多い。豆の伝六のナッツまである。ロカボのチョコレートやドーナツもある。ただのナッツがやたらにお高い。一袋九〇〇円とかする。ぼろい商売なのか。袋の裏に糖尿病医の顔写真、これ見よがしに。どうなのだろう。

＊

昨日今日と、夜、微妙に体調が悪い気もしたが、この辺りの微妙な不具合になると、疲れや気圧のせいか、あるいは持病の頭痛や鬱のためか、本当にわからない。迷う。あまり気にせず、平常心で、のんびり、のほほんと構えていたほうがよいのだが。

＊

谷口ジローの豪華版『歩くひと』が届く。早速読んだが、主人公が想像よりも弾けた不気味な人だった。ずぶ濡れフェチ。雨に濡れて微笑んだり、深夜のプールに忍び込んで全裸で泳いだり、公園の水道を全身に浴びて獣のように吠えてエクスタシー（？）に至ったり、どうみても「ふつうのひと」とは思えない。

＊

夕食時間に家族で「ナニコレ珍百景」、そのまま「イッテQ！」をつけっ放しにする、というパターンがある。余計なストレスのかからない、古くからの馴染みの、ぼんやりと寛いで観られる、別に尖っていない、しかし作り手の丁寧さを感じる、安定したクオリティのバラエティ番組のありがたみをしみじみと感じる。

もともと好きで家族団欒でよくチャンネルを合わせていたが、そのありがたみが滋養を増したというか。意味や意義など考えず、腹から笑えるだけで、まことありがたいのだ。くだらないこと、些末なことに笑えている自分を嬉しく感じているもう一人の自分がいて、そのもう一人の自分の慈愛的な眼差しに背中側の斜め上から見つめられている、というフシギな感覚があったのだった。

20日目

記録を見ると、この一週間ほど、体重が下がっていない。１６００キロカロリー以下、一日一万歩〜一万数千歩では、これ以上減らないのだろうか。余裕のある時に、運動を強化するか、食事を減らすか、何らかの対応が必要なのか。

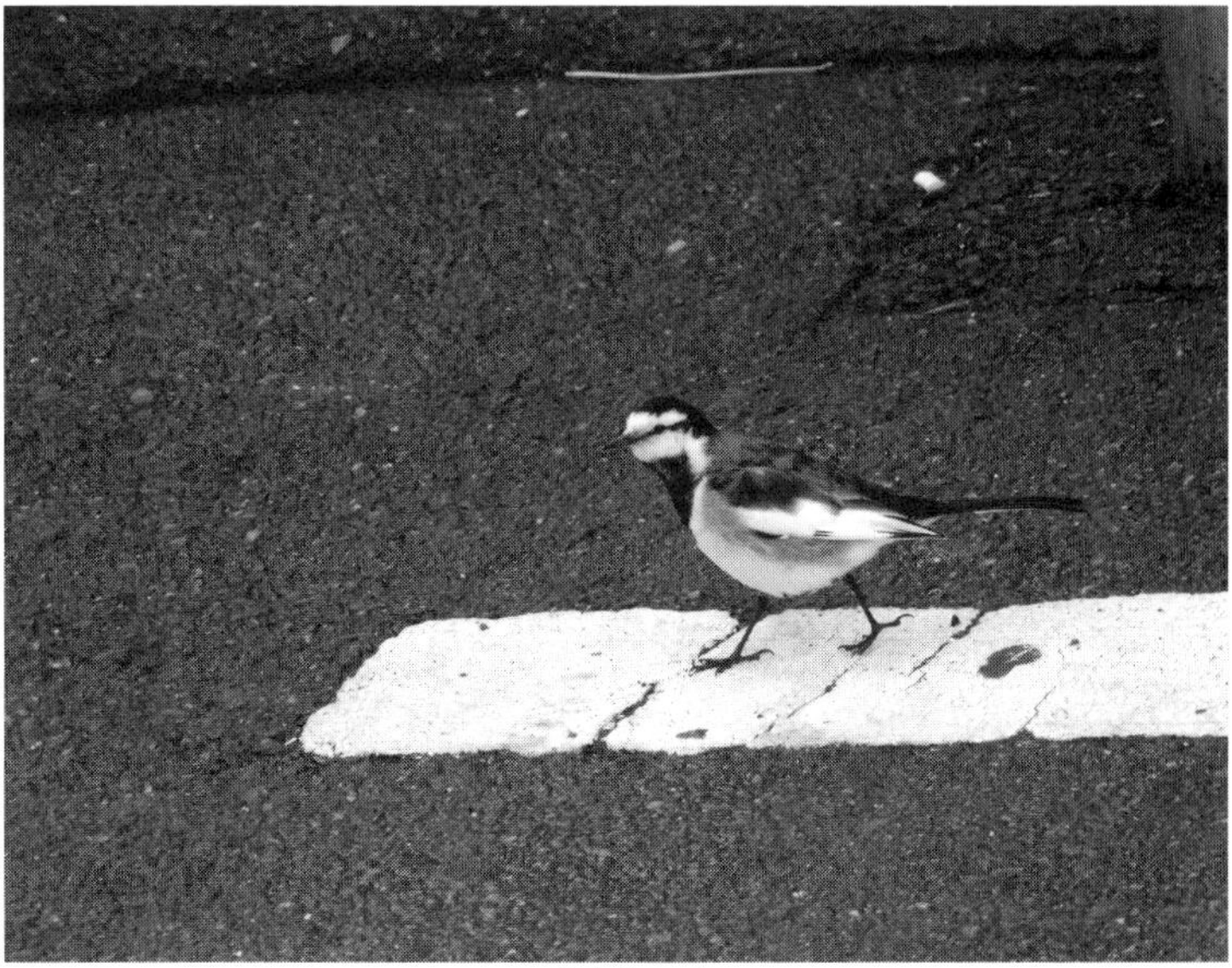

ハクセキレイ

＊

朝のウォーキング、折角なので、我が子と父親と三人で、小学校まで一緒に歩く。親父は自分の運動もかねて孫と学校近くまで毎朝歩いているのだ。親父が近隣の母子などに挨拶していることを知る。

通学路に、青みがかった灰色のオナガの群れ。長い尻尾が電線の上で揺れていた。ハクセキレイのつがい。コジュケイのチョットコイという声はまだ聞こえないね、と息子。校門の前で別れ、その後はひとり、登校する子どもらの流れに逆流して歩く。不審者に思われないか、やや不安を抱きながら。

＊

それにしても、森の樹々や花の名前をま

るで知らないように、建築や住宅のことも何も知らないなあ、としみじみ思った。知らない路地に迷いこむと、梶が谷駅のそばにメダカ屋があった。朝から赤い幟が揺れていた。一〇匹一〇〇〇円、という金額に驚く。

今日は仕事があり午後は歩けないために、多めに歩く。梶が谷駅方面からぐるりとまわって、だらだら坂を下り、東高根森林公園の先の、神木本町の交差点まで。踵がひび割れて痛む。無理をかばってか、足首や股関節にも少々痛みあり。セルフケア、メンテナンスがもっと必要か。途中、何百本ものペットボトルと花束が置かれていて、不意を打たれる。そういえば、少し前、助手席の鳥に気を奪われて母子に突っ込んだ車のニュースがあった。

さらに歩きながら、岡倉天心の『茶の本』とソローの『森の生活』を読もうとふと考えつく。『茶の本』は「花の本」でもある、と誰かが書いていたのを思い出す。花や小鳥がいなければ、人間の暮らしは何と彩りがなく、淋しいだろう……。今日は何だかやたらに雑念が多い。坂道も多く、疲れる。無理はやめて、溝の口駅でストップ。疲れすぎてはいけない。バスで帰宅。

＊

夕方、帰宅した息子がヒマワリの種を餌場に置いていた。黒いネクタイのシジュウカラが来て、種を啄んでいる。シジュウカラは気の強いメジロと異なり、その場では食べず、種を咥えて移動する。電線のてっぺんで、ずっと元気にツピツピツピと高らかに鳴いている。シジュウカラの囀りは春の訪れの兆しであり、そのあかしという。

21日目

朝の測定。体重が少し下がっていた。気力と体力に余裕のある時に、食べる量をやや控えると、効果的なのかもしれない。日々のほどよいバランスを模索しよう。

＊

朝の食事前血糖値１０８。よい数字。毎日の記録を振り返ると、今週は、１４０超えの時もあるものの、大体１１０〜１２０くらい。暫定目標が空腹時１３０以下だから、決して悪くない数値。少し安心してよいのか、それともインシュリン注射の効果がテキメンというだけのことで、体自体の改善とは言えないのか、判断がつかず。

不安になりすぎず、安心しすぎないこと。ハイにもダウナーにもならず、穏やかなローテンションの生を持続すること。そもそも、生の喜びとは、過剰で激しいものではなく、ローでスローなものなのではないか。

＊

ある人のＳＮＳの書き込み。精神科医の中井久夫は、どこかで、鬱病の人はその辺のかたつむりを見ても「おれよりもずっとえらい」などと思ったりするものだ、と述べていたらしい。なんだ、今の自分の気分そのものじゃないか、と笑ってしまったが、案外、鬱病者のそうした感覚は真理なのではないか。

その辺を這っているかたつむりがえらいように、それとまったくおんなじに、人間であるこの私の存在（魂）もえらい。この世界の真理とは小さなオカシさ、くすっとするユーモアにおいてやってくるのだろうか。

＊

人生を支えてくれる信仰と物語の違いとは何だろう。神々を信仰するのではなく、それがフィクションであると知りながら役立つ物語の力によって、有機的な全体性を失ってしまったこの世界のばらばらの断片をつなぎ合わせることができるのだろうか。そうした虚構の物語の力だけによって、わたしは自らの生を支えていけるのだろうか。そんなことが、今更のように、真面目な問いとなって感じられる。

あるいは、そうした意味での信仰でも物語でもなく、それらの中間にあるような、日常と一体化した「神話」的なものの力が必要なのかもしれない。歴史の中で紡がれてきた網の目のような、多様で雑多な神話たち。八百万の神々と共にこの日常の日々を生きていくという実感。文化とは、フィクション＝物語ではなく、日常と虚構が入り雑じった神話のようなものに近いのだろうか。神話、民話、昔話。

＊

夕飯の買い物とウォーキング。元旦に初めて呼吸困難に陥った、新作八幡へと続く急階段を上る。早すぎず遅すぎず。トラウマの場所であり不安もあったが特に問題なく。四七歳の体でも日々の地道な徒歩により強くなるのか、と少し実感できた。

しかし、焦らぬこと。心を沈めて新城駅へ歩いて向かった。駅周辺は帰宅する人々の賑わい。コロナで休業中、の店目立つ。侘しい。今宵は月が妙にこうこうとすきとおって明るい。一万歩には届かず。

＊

ウォーキングやランニング、あるいは犬を伴侶に散歩する人々の多さにこれまで気付いていなかった。たとえ神仏から遠く隔てられても、近隣を、日常を、巡礼者として彷徨う人々。そのようなことをふと思った。巡礼者の群れとしての……。「歩くことは、アフリカという故郷で、進化の過程で必要に求められて出現した。この足取りはたいてい、何かを探し求めて世界の隅々へとひろがっていった。歩くことのもっとも基本的な様式のひとつは巡礼だ。触れえぬ存在を求めて歩くこと」（ソルニット『ウォークス』）……「巡礼へとおもむくとき、人は世界との係累――家族、愛するもの、地位、あれこれの義務――を置き去りにし、歩く群れのひとりとなる」。

22日目

学生時代は日本文学部だったこともあり、色々と本を読んだが、二〇代半ばからは障害者介助の仕事に明け暮れ、その後は物書きの仕事が中心になったものの、仕事関連以外の、文学や哲学関連の本はあまり読み返す機会もなかった。

療養中ということもあり、若い頃に読んだ本を取り出して、久々に読んでみようという気になってきた。心のヨユウが大事だろう。研究者でもなく、あるいは物書きとしてでもなく、ただの素人として、アマチュアとして。

＊

午前中、数時間かけて、ソローの『森の生活──ウォールデン』（佐渡谷重信訳、講談社学術文庫）を久々に読んだ。

コンコード村のウォールデン湖畔の森の中に、自ら建てた小屋に住み、手仕事のみで暮らした二年二カ月の記録。ソローは、現代人が文明の奴隷になっていることを、これでもかと書き連ねていく。人類は確かに便利な道具を発明したが、その結果、道具の道具となり、家畜の家畜になってしまった──それが文明論的なパラドックスである。人々はつねに何かに追い立てられ、急き立てられている。都会から田舎の村へ引っ越そうなどと夢見ながら、結局は本当に引っ越すこともなく、年老いて死んでいく直前に、自分の人生の間違いに気付く。それこそが文明の恐ろしさだ、とソローは言う。なんだか、ぞっとした。

＊

とはいえ『森の生活』をよく読むと、ソローは、人類の文明をことごとく否定し、俗世間を捨て、超俗的に、素朴な自然人の生活に還ろうとした人なのかといえば、そうでもない。今回、そのことに気付いた。質素で自然な生活を実践したのは確かだろう。しかしソローはべつに純粋な未開人ではない。むしろ「文明人とは、もっと経験を積んで、さらに賢くなった未開人のことである」と書いている。実際にソローの「森の生活」とは、町と森のあいだの生活、スキマの暮らしだった。文明を完全に捨てたわけではなく、森や湖にそのスキマを見出して、そこに手製の小さな小屋を建てたのである。

ソローの考えは、抽象的な観念や宗教ではなく、どこまでもプラグマティックなものだった。こうした意味での「森の暮らし」であれば、あるいは、現在の川崎市での自分（たち）の暮らしとも地続きなのではないか。そう感じられた。そもそもソローの森での暮らしは、じつはわずか二年ほどにすぎない。さらに新しい生活を求めて、町に戻ったのである。ソローの小屋には、汽車や馬車の音が響いてくるし、町の教会の鐘の音や祭りの音楽、祝砲なども聞こえてくることが記録されている。

……しかし、一年のうち日雇い仕事を三〇日か四〇日もすれば生活費は足りる、云々、というのは本当だろうか。現在のわれわれにもそれは可能なのか……。

＊

ソローにとっては、朝起きること、太陽という友と顔を合わせることが、極めて重要だった。「快活で、活力に溢れた思想が太陽と共に歩む者にとって、一日はいつも朝である。時計が何時を刻んでも、人々がどのような生活をし、仕事をしようとも問題ではない。私が目覚めているのは朝であり、心には曙が輝く。睡魔に打ち克つ努力こそ道徳的向上の始まりである」。

一日のすべての時間をあたかも朝であるかのように、夜明けとして、明け方として生きること。太陽という友と一緒に今日という一日を過ごすこと。「目覚めているということは生きているということだ。私はいまだに、完全に目覚めているという人に出会ったことがない」。そして太陽という存在は、地上を生きるあらゆる命たちに根源的な平等性を与えてくれる……。

たとえばソローは、自分の畑の豆作りの失敗について記している。失敗によって、かえって気付いたという。太陽から見れば、地球全体が平等に畑であり、庭園のようなものだろう。かりに人間の仕事としては畑作りに失敗し、収穫がなくても、たとえば鼠や鳥にとっては十分にそれは意味があっただろう。「私が収穫することのできない《実り》《リザルト》がある」。

あるいは太陽と地球からみれば、「凶作などということはあり得るのだろうか？　雑草が群生して、その種子が鳥たちの餌となっていることも、また喜ぶべきことではないだろうか？（略）本物の農民というのは収穫の心配などしないであろう」……。太陽を友とするという暮らしは、ソローをそういう地球的な感覚へと目覚めさせたらしい。「ところで私は豆から何を学び、豆は私から何を学ぶのだろうか？」

＊

われわれにとって文明とは何だろうか、とソローに触発されて考えてみるなど。われわれはいわば、幸福な家畜化≒豊かな奴隷化の中にあるように思われる。

たとえばＳＮＳの常時接続について。承認や接続を追い求め、つねに急き立ての中にある。サブスクとはいわば食べ放題のことだろう。しかしサブスク文化によって、われわれは本当に利益を得ているのだろうか。サブスクとはじつは、ほとんど借金と負債のようなものではないか。文化的小作人制度。サブスク化する社会の中で、われわれは健全な空腹を感じられないように、健全な孤独を味わえないのかもしれない。

デトックスが大事というが、ならば、つねにわれわれの心身には微量の毒が回っているとも言えるのか。コンビニやスーパーでいつでも何でも買えるのは、消費生活そのものがサブスク化＝食べ放題化しているということか。そういえば、回転寿司のチェーン店は、家畜の工場畜産と同じシステムを使っているのではなかったか。その中で、デトックスや、ロカボや、カウンセリングなどで、一時凌ぎをしているだけではないだろうか。

それにしてもなぜ、われわれの文明生活は、こんなにも追い立てられ、急き立てられているのだろう。世渡りが賢く、コミュニケーション能力が高く、実行力がある人間でないと、適切な生活の対価を得られず、適切な労働に就けない。真面目に、丁寧に、素朴に働くだけでは、なぜ、だめなのだろうか。現代社会の中で、伝統文化や神話や神々と共にある暮らし、自然の循環に根差しうるような暮らしは、いったいどこにあるのだろう。

＊

……「つまらぬ、たわごとでしかない意見、偏見、伝統、欺瞞、外見などにかかわることなく、そして、地球を覆っている洪水にもめげず、パリ、ロンドンを貫き、ニューヨーク、ボストン、コンコードを突き進み、教会も国家も気にせず、詩歌、哲学、宗教にもこだわらず、大地に足を踏みとどめるのだ。そのとき、はじめて、われわれは堅固な岩盤の地底でまさに「ここだぞ、間違いない」といえる現実と呼べる場所に立つことができるのである。（略）生死を問うのではない、われわれは現実のみを求めているのだ」（ソロー『森の生活』）。

＊

愛国心／郷土心について。われわれはたとえば一九世紀アメリカのソローやホイットマンのような、パトリ（郷土、ふるさと、くに）への信頼と愛着の心を持ちうるのだろうか。自分が生きている「くに」の未来を愛し、将来世代を愛して、自分の現在の仕事や生業がそのための礎の一つ、葉っぱの一枚になる、という誇りと喜びを満ち渡らせることができるのだろうか。

＊

集英社新書の編集者Wさんから、福岡のジャックというお菓子屋の焼き菓子詰め合わせが届く。出張先から送ってくれたようだ。体調不良を心配してくれたようだ（糖尿病のことは言っていなかった）。糖尿病だから全く食べられない、というわけでもあるまい。お礼のメールを書く。

＊

治療開始から三週間が過ぎ、今週はついに空腹のつらさが目覚めはじめた。昼食と夕食の間の在宅仕事中、空腹感が増す。当初の混乱期を経て、生活ルーティンが安定し、日々の運動で徐々に体力が戻ってきたためだろうか。毎回の食事でも、やや気の緩みを感じる。まだたった体重3キロ減なのに、リバウンドしたら元も子もない。ゆっくり歩め、森の中の象のように。

＊

オールフリー、ドライゼロなどの存在もありがたい。アルコールのみならず、カロリーもゼロらしいので、助かる。しかしこれは哲学者のスラヴォイ・ジジェクが言うように、無の享楽であり、現代社会の矛盾を象徴する飲食なのだろう。カフェインぬきのコーヒー。虚無へ向けて欲望を生成変化させていくこと……。

23日目

昨日の深夜二時半ころ、両足のふくらはぎと左手の肘辺りに、耐えがたいほどの痒みあり。あまりの痒みに目が覚めてしまう。リンデロンを塗布しても、ちっとも治まらない。寒気がするほどの痒さ。蕁麻疹とも違う。先週の夜中にも、一度あった。糖尿病と関連があるのだろうか。食生活が変わって、身体的な変化があり、皮膚の乾燥や荒れになっているのかもしれない。保湿クリームなどを小まめに塗ってメンテナンス、セルフケアしよう。

＊

そろそろさすがに眼科へ行かねばならない。しかしまだその勇気が出ない。許してほしい、と天の何ものかに言い訳する。

＊

午前中からエマソン『エマソン論文集』（上下巻、酒本雅之訳、岩波文庫）を読む。エマソンはやはり宗教家で、煽動家で、神秘主義者なのだろう。それは「弟子」であるソローのプラグマティズムとは随分異なるように見える。

たとえばエマソンには「自己信頼」という講演がある。超越主義《トランセンデンタリズム》やプラグマティズム、あるいは現代的な自己啓発の原型の一つとも言われる有名な講演である。自然と人間の魂は同じ根を持つ。ゆえに人生において何よりも必要なのは、スピリチュアルな次元における自己信頼である。

エマソンはそのように聴衆に呼びかけた。「自分自身の思想を信じること、自分にとって自分の心の奥で真実だと思えることは、万人にとっても真実だと信じること、――それが普遍的な精神というものなのだ。内心にひそむ確信を語れば、きっと普遍的な意味をそなえたものになる。(略) 詩人や賢者が星のようにいならぶ天空の輝きよりも、内部から閃いておのれの精神を照らし出すあの閃光を、人間は目にとめ、注視できるようにならねばならぬ」。

エマソンは宗教の対象を、抽象的な神学や教義ではなく、自然の中に見出そうとした。内面的で敬虔な信仰よりも、美的な感情と直観を重視した。確かにそれは、無常観や無情感、あるいは自然主義という伝統をもつ日本列島の住人たちにもなじみやすいのだろう。

美的で宗教的な直観の中で、主体と客体、人間と自然は一致し、合一し、万物が調和する。それは一元論の世界である。自然とは霊的自然であり、人間の内なる魂=霊の働きこそが根源的なものである。人間の魂の中に神がいる、あるいは、人間こそが神である……。

「本来の不滅の美を世界にとりもどさせる問題は、魂を回復することによって解決する。われわれが自然を見るときに目にうつる荒廃や空虚は、実はわれわれ自身の目の中にある。(略) 世界が統一を欠いていて、散乱したり山積みになったりしている理由は、人間がおのれ自身との統一を失っているからだ」(「自然」)。

それでは、自分はそんなエマソン的な神秘的直観を今までの人生の中で経験したことがあるか

——というと、やはりそんなものはなかった。先日の、鳥の影の経験。あれはそういうものに近かったのだろうか。しかしその後、それを相対化し、冷却するような感覚が、ウォークすることの中でもたらされた。

自然と融合するような神秘主義の法悦やロマン主義的没入の経験も感じたことがない。若い頃に読んだ西田幾多郎や鈴木大拙に乗り切れなかったのも、そのためだろう。エマソンはそれを「堕落」と言ったが。「われわれの堕落が深まるにつれて、われわれとわれわれの家との対照は次第に明瞭になっていく。われわれは、神から疎遠なものになると、それだけ自然のなかでも異邦人になる。たとえば鳥の歌が分らない。狐や鹿がわれわれを見ると逃げ去り、熊も虎もわれわれを引き裂いてしまう」。それならば……。

＊

夕方、エマソンを引き続き読む。同心円のイメージ。すでに一つの円として完成しているものが、変化し発展しつつ、さらに同心円として広がっていく。完成したもの、完全なものがさらに完成し、完全になっていく。それが自然であり、大霊（the over-soul）であり、神である……やはりエマソンにはついていけないところ、よくわからないところがある。

＊

……それならば、超越的なもの、神秘主義的なものに憧れながらも、そちらには飛ばずに、あるいは飛べずに、この日常の歩みや退屈な仕事に、実践的な一つひとつの行為に、神々としての自然の永遠的な気配を感じ取ることはできるのだろうか。

宗教的な信仰心ではなく、スピリチュアルな神秘的覚醒でもなく――だからこそ、超越主義（唯心論）を批判的に発展させたプラグマティズムが、今の自分には大事であるのかもしれない。自らの生活と行為の中で、それを実験しなければならない。しかも健全で若い肉体ではなく、この病んだ、老い衰えていく心身において。

糖尿病と鬱病の中で弱っていくこの体、年老いていくこの体にも、自然と同じく神聖なもの、美しいものが宿りうるのだろうか（進化生物学的な認識の上に宗教や神秘主義を付け加える、のではなく、あくまでも進化生物学的な認識から内在的に流出してくる超越（論）的なもの、そうしたものはありうるのだろうか。人類学的なアナーキー。唯物論的な八百万の神々）。

＊

眠る前に、先ごろ亡くなった哲学者のジャン＝リュック・ナンシーの文庫が一冊手元にあったので、パラパラ読んだ（『神的な様々の場』大西雅一郎訳、ちくま学芸文庫）。どうやらナンシーにとっては、神とは何か、神は存在するのか、などの問いはすでにどうでもよかったようだ。神はただ、立ち退く。通りすがる。そして「ウインク」する……そんな不思議なイメージが、ふっと淋しい微笑を誘うかのようである。

人間が神を待ち望む場所、たとえば神殿にも儀式の場にも、神はもとより存在せず、そこはとっくに空き家になってしまっている。しかし神々の不在の中に、ふと、立ち退いていく神々の微笑が通り過ぎる……それはたとえば日本の折口信夫のそれとも違うが、古い神社などを訪れる時に感じる神的な場の気配を思わせる。

未知のままに留まる神は、空と同じくらい明らかである、というハイデガーの言葉をナンシーは引用している。

24日目

ここのところ、呼吸困難やめまいは起こっていない。このままうまく、生活の安定に至れるだろうか。生活ルーティンも少しずつ、なんとなく定まってきた。夜更けの仕事はせず、二十四時前には眠る。午前が読書、午後が書き物。食事はちゃんと三度。カロリー計算。家事は手抜き。ウォーキングは二回に分ける。毎日一万歩が当面の日課。夕食後の時間は、自分を追い込まず、のんびりするか、余裕があったら仕事をする。

＊

そうは言いつつ、今日は午前中、鬱が重めで、なかなか動けず。本当に鬱のカラダはままならないものだ。我が儘にならない。そうか、思い通りにならない、決して我が儘にはならないもの、他

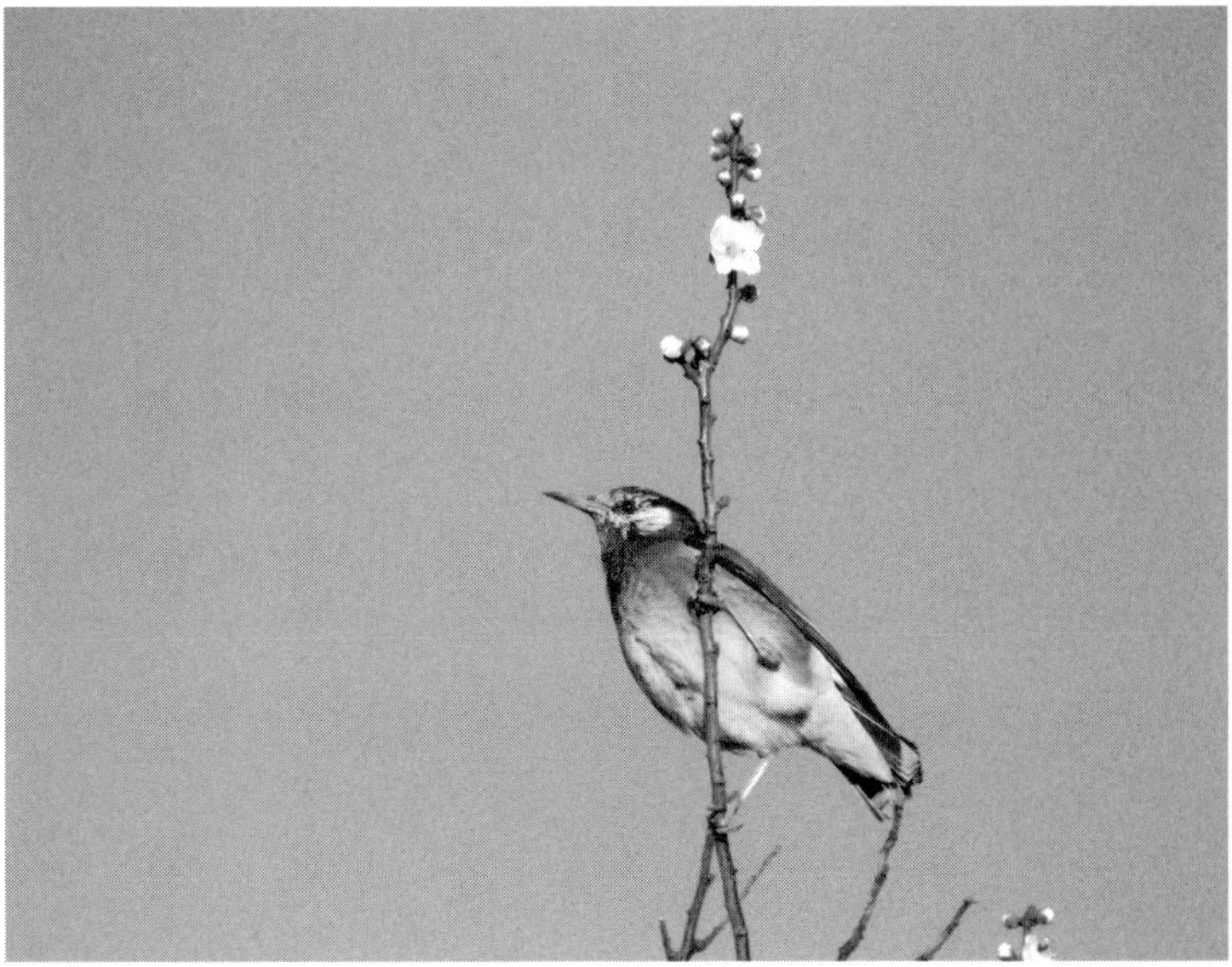
ムクドリ

力によって在るもの、それが在りの儘という ことか。などと思ってみる。

＊

先日のウォーキング中に気になった岡倉天心の『茶の本』をずいぶん久々に読んでみた（櫻庭信之訳、ちくま学芸文庫）。

茶道とは、東洋的な倫理とも融合した「一種の審美的宗教」であり、「人間と自然に関する我々の一切の見解を表現する」、と天心は宣言した。茶道的な精神とは「不完全なもの」への崇拝であり、「人生という この度し難いものの中に、何か可能なものを成就しようとするやさしい試み」である。「自分に存在する偉大なものの小を感ずることができない人は、他人にある小さなものの偉大さを見逃しやすい」。

茶道的なものは貧富や貴賤の差とは関係

なく――と、天心は考える――あらゆる人々の美的な感覚に影響を与えたのであり、そこには「東洋民主主義の神髄」があった。

ところで、『茶の本』はまた『花の本』でもある、と誰かが書いていたと記憶する。天心は次のように書いた。「原始時代の男は、恋人に初めて花環を捧げた時、それによって獣性から解脱したのであり、「無用な物の微妙な用途を認めた時、人間は初めて芸術の国へ足を踏み入れたのである」と。「花がなくてどうして生きていかれようか。花を奪われた世界など、考えるのも恐ろしいことである」。

なるほど。ところでさらに熟読すると、『茶の本』は『花の本』であると同時に、また『小鳥の本』でもあるのではないか。「春の曙の大気震える暁闇に、小鳥達が神秘な調べを木の間にささやく時、それは小鳥達が恋人に花のことをささやいているのだと感じたことはないであろうか。人間についても、花を愛ずることは、確かに恋愛の歌と時を同じくしているに違いない」。

天心が「花」と書いた箇所を、試みに「小鳥」と書き換えてみたくなる……「病の床にもたらす慰め、疲れ果てた魂の闇を照らす楽園の光は如何ばかりであろうか。小鳥のもつ清らかなやさしさは、美しい子供をじっと眺めた時、失われていた希望が呼び覚まされるように、万有に対する衰えかけた信念を取り戻してくれる」。

鳥を愛でること。鳥たちと共にこの世界に生きていること。花鳥風月。「鳥がなくてどうして生きていかれようか。鳥を奪われた世界など、考えるのも恐ろしいことである」。この小さな日常の「不完全なもの」「小さいもの」「無用なもの」――と、人間の傲慢な目には見えてしまうもの――

たちの中に、ひそやかに「偉大なもの」の美を見て取ること。

天心の見立てによれば、道教と禅が日本の一五世紀の茶道へと流れ込み、その美的かつ倫理的な価値感は、お茶という日常的な飲み物を通してわれわれの生活のすみずみにまで広がって、染み込んできたのである。

天心は「アジアは一つ」と主張し、日本は地理的にアジアの芸術の貯蔵庫たりえてきた、と考えたが、それは「日本的美」を特権化することではなく、歴史的交通の中の「雑」としてのアジア的な美的感性を肯定することだっただろう。人々が暮らしの中でふとお茶を飲む、花を愛でる、小鳥の囀り、地鳴きに耳をすませる。そんなささやかな営みの中にも、アジア的な美的宗教性が差し込んでいるのだろう。

エマソン的な霊的自然はまだよくわからないが、天心的な美の感覚であればわたしにも少しわかる感じがする。それは日本的美意識ではなく、あるいは狭い意味でのアジア主義的なものですらなく、地球的な実在に根差しうるような交通＝雑然の力であるのかもしれない。

＊

少し遅めの昼食。美味しいそばを食べよう、と武蔵新城駅方面の山水に再び。鴨せいろ。そば茶が香ばしく甘露。贅沢。日常の内在的連続でありながら日常が極まるような。日常を極まりに導くような。それが贅沢というものなのかもしれない。帰路はせせらぎ遊歩道。歩きながら、少々空腹が満たされていない、と感じる。

わかってきたのは、満腹に至らない腹八分目が大切であり、腹六割でもあまり宜しくない。日々の体力も気力も持たない。そういうことだ。やはり実践的な中庸のバランスか。遊歩道の先にミニストップがあり、ソフトクリームを買って歩きながら食べる。スマホで調べたら意外と手頃なカロリーだったので（コーンありで180キロカロリー、なしで150キロカロリーほど）。ますます贅沢な気持ちになる。髪がぼさぼさなのでいつもの近隣の美容院。

＊

ホイットマンの詩集『草の葉』（上中下巻、酒本雅之訳、岩波文庫）を引っ張りだしてきた。初版（一八八五年）の「序文」を読み返す。個人の魂の詩＝歌がアメリカの大地に同調し、さらには自然と宇宙の根源にまで根付いていくような――アメリカ合衆国そのものが最大の詩編なのだ、とホイットマンは宣言する。詩の神髄とは、生きた民衆の魂の中にある。漁師や樵や農民、男も女も、全ての魂が等しく偉大でありうる。「民衆が美を感じるのに詩人の助けは断じていらない」。最大の天才的な詩人と一般の無名の民衆は、詩においては、まったく対等である。万人が全て「名状し難いほどに偉大」であり、「生きている、、、というだけで、たとえば認識したり語ったりする行為に少しも劣らず偉大なのだ」……。

無数の人々が歩いていくイメージ。あるいは船出のイメージ、進軍のイメージ。ありとあらゆる職業や階層や性別の人々がそこに参入していく。死者たちも参入していく。今ここ、この場の一歩の歩みが、誇大妄想的な陽気さと楽天性によって、そのまま民主主義と国家の未来になり、宇宙論的な自然のヴィジョンへと開かれていくかのようだ。

どうだろう。それなら、この自分の魂もまた、この日本列島の国土（くにぐに）に積み重なってきた民衆的なもの、民草の暮らしの堆積と連続を今ここで詩として歌うことができるのだろうか。それを何と呼べばいいのだろうか。伝統とも違う。歴史とも違う。民俗でもない。もちろん、日本人だけではない。日本列島の民草の中には、移民もいたし、外国人もいたし、様々な異人奇人たちもいたろう。

それらの人々の暮らしの営みが折り重なり、醱酵し、混血し、雑じりあってきた。それが「くに」となった。あるいは日本列島としての「くにぐに」となった。そのような日本列島の民草たちの口々を行き交った「言の葉」の中に、ホイットマンが顕現させたような宇宙的な楽天性を宿しうるのだろうか。自分の言葉がどんな歌／詩を宿しうるのか、折り返しの下山をはじめて疲れて衰えたこの身に、そんなことが次第に気になってきた。

＊

丸谷才一『日本文学史早わかり』（講談社文芸文庫）より——「（略）色好みは古代日本人の理想で、天皇とはすなはちこの理想を実現する者——国中の最も優れた女たちを選んで求婚し、彼女らを後宮に養ひ、彼女らの才能と呪力によって国を統治する人のことであつた。天皇の色好みは神の心にかなひ、国を富ませ、人を豊かに、そして華やかにすると信じられてゐた。それゆゑ天皇は、美しくて才智ある優れた女たちに言ひ寄るため、呪詞＝恋歌を詠むことになつたのであらう」。

……「そして日本人はどの階層も、人間との関係、自然との関係、さらには宗教との関係、総じて言へば世界との関係において、エロチックなものと溶け合つた情念を受入れ、それによって相互の仲を円滑にし、人生を平穏にしてきたのである。これは宮廷の教育政策の成就であり、と言ふよりもむしろ教育者としての天皇の成功であつた」。

「勅撰集の貢献として（略）、それは人々を刺激して和歌を作らせた。それはかずかずの実用的な恋歌からはじまり、つひには持続的な歌道への精進にまで及んだ。（略）すなはち勅撰集は文藝批評を盛んにした。とすれば、それが一文明の知性を活気づけるのに有効だつたことは疑ふ余地がないからう」。

*

25日目

最初の二週間はぐんぐん体重が落ち、その後の一〇日～二週間は下げ止まりしていたが、この数日でまた少し下がりはじめる。階段や坂道を中心とし、負荷をかけるのが功を奏しているのだろうか。無理や無茶はせずに、それでも考えるのをやめず、体と常日頃から対話し、創意工夫を諦めないこと。いや、対話というのは構えすぎか。自分の体とおしゃべりしつづけること。

自己啓発と自己尊重。自己啓発とは自己欺瞞であり、自分を騙すことなのではないか。むりやりに自己肯定し、「勝ったことにする」自己啓発は、単純明快で、強く、男らしいかもしれない。

それに対して、自己否定や弱さをふくんだ自己尊重とは、うろうろし、くよくよし、脆弱さを隠さないが、迷って蛇行したぶんだけ、人間的に広く深くなりうる。「自己の心に起りくる時々刻々の変化を、飾らず偽らず、きわめて平気に正直に記載し報告する」ことによって、自己尊重の感覚を高めていくこと。

＊

「実情を描くといふ宣長の主張は、おそらく近代日本文学全体を指導した。わたしにはそんな気がする。自然主義があれほど短期間に制覇することができたのも、国学の思想が浸透してゐたからではないでせうか。それは人間の欲望と文学との関係をすでに納得させてゐた。そして、虚偽と闘ひ偽善と争ふことを日本人に教へてゐたのです」（丸谷才一『恋と日本文学と本居宣長』講談社文芸文庫）。

＊

現代文明の問題点。真偽、善悪を見定めるための足場がどこにもないこと。踏みしめる地面がないこと。何もかもがふわふわしていること。根こそぎ、根こぎにされているということ。常に地面が揺れ動いていて、地に足をつけられないこと。

26日目

朝の計測、体重が400グラム増え、血糖値も154と高い。気落ちする。ここのところ数値がよかっただけに。昨日の朝、調子がいいと書いたばかりなのに。昨日は油断して食事量が多かったのだと思う。一喜一憂すまい、とは戒めるものの、気を引き締めよう。手を抜け、気を抜くな（奥田民生）。この数日再び鬱も重めなので要注意だろう。昨日から冷たい雨がしのついている。気圧も怪しく、軽い頭痛がある。

＊

計測の数値がちょっと悪くなると、今までの地道な努力の過程が「全部」無駄に思える、という全否定に走るのは、悪い癖だろう。よくなったり悪くなったり、晴れたり曇ったりしながら、全体としての季節は動いていく。循環しながら螺旋を描いて変わっていく。「昨日よりマシな明日」（矢野利裕）になっていく。浮き沈みを繰り返しながら「明日」は漸進的によくなっていく。

他力的で不可思議な自然の摂理を信じよう。そのための日々の自己の努力、それを無下に忘れることなく、過小評価することなく、尊重しよう。たとえ自己肯定できなくてもいい。ただ、自分を肯定できずに否定してしまう矛盾した感情もふくめて、自己尊重を忘れないようにしよう。

＊

北京冬季五輪は今日の夜に閉会式だという。カーリング女子がイギリスに決勝で敗れ、銀メダルというニュース。今日は何となく少し体調がよくない。頭痛と、低血糖の前兆のような身体の違和感がある。気圧のせいだろうか。注意深く体の声に耳をすませること。

＊

ウィリアム・ジェイムズ『宗教的経験の諸相』（上下巻、桝田啓三郎訳、岩波文庫）。非常に有名な著作だけれど未読で、この機に初めて読んだ。今の状態でこの本を読めてよかった。科学的・心理学的方法によって宗教や神秘主義に迫っていく。宗教（感情）と科学（理性）の間のジグザグの進み行きの中に、プラグマティックな神秘的宗教性が宿っていく。エマソンの煽動的な熱狂や、ソローの野人的な豪快さには付いていけない人間にも、ジェイムズの思想は別の光を与えてくれそうだ。そしてジェイムズの経験哲学は、まさしく「弱者と病者のプラグマティズム」という感じがする。

時間をかけてメモしよう。

ジェイムズは、神学や教会制度よりも、個人的な宗教体験を重視し、その本質においてキリスト教、仏教、イスラム教、あるいはエマソンの超越主義などの間に違いはない、と考えた。宗教とは、孤独な状態にある個人が、何らかの神的なもの（一神教の神や人格神に限らず）に接し交流した、と感じる経験のことである。神とは霊的で神秘的な何かのことである。重要なのはそれを理知的に理解することよりも、感情として具体的に経験することだ。それは「恍惚感」を伴う「神秘的感情」である。「個人的な宗教経験というものは意識の神秘的状態にその根と中心とをもっていると言える、と私は考える」。

宗教的な感情の本質は「自分の無力そのものが慰められることであり、自分は弱くて欠点だらけなものであるが、それでも宇宙の精神は自分を認め守っていてくれると感じること」である、とジェイムズは論じる。「まことに私たちはみんな、結局は、自分で自分をどうすることもできないそのような失敗者《できそこない》なのである。私たちのうちでもっとも健康でもっとも善良な人でも、発狂者《きちがい》や囚人と一つ肉体《つちくれ》でできているのであって、私たちのうちでもっとも頑健な者でも、ついには死がこれを倒してしまうのである」。宗教が与えてくれる幸福感とは、「私たちを脅かしていた災厄から、ほんの一時でも逃れえた」という「安心感」であり、それはたんなる「逃避の感情」ではない。

人間の根本的な弱さの慰めとしての宗教感情。

ジェイムズはよく知られているように、「一度生まれの人間」（幸福になるためにはただ一回の生誕だけで足りる人間）と「二度生まれの人間」（幸福になるためには二度目の生誕、生まれ変わりを必要とする人間）の違いを強調している。前者はこの世界全体を肯定する健全な心の持ち主であり、後者はこの世界と自分をまずは否定してしまう病的な心の持ち主である。前者の代表格はホイットマン、エマソン、スピノザなどであり、後者の代表格はルター、バニヤン、トルストイなどである。

ジェイムズによれば、両者を公平にジャッジするならば、「病的な心のほうがいっそう広い領域の経験に及んで」いる。前者より後者の方が正しいというのではない。後者の方がこの世界を肯定的かつ否定的な側面から見ることができ、より深くより広く捉えうる、ということだろう。「結局、悪の事実こそ、人生の意義を解く最善の鍵であり、おそらく、もっとも深い真理に向かって私たちの眼を開いてくれる唯一の開眼者であるかもしれないのである」。

これは現在のわたしにとっても重要な区別であると感じられた。エマソンやソローやホイットマンのような楽天性を本質とした自然宗教だけではなく、鬱病者や糖尿病者にとっての超越哲学の可能性がありうる、ということだから。

存在肯定（＝自己啓発的なリア充？）の道よりも、存在否定（＝生まれてこなければよかったと考える非モテ？）の道を通っていく方が、より深く遠くまで至れるのかもしれない。親鸞の悪人正機のように、病人正機があるのだろうか。健常者なおもて往生をとぐ、いわんや病者をや……。

ジェイムズはいわゆる相対主義者ではないだろう（ジェイムズがそういう言葉を使っているわけではないが、多元主義と相対主義は異なるだろう）。ただしジェイムズは、すべての人間が同じ宗教を信じるべきだとか、人々の意見は絶対に合意に達するはずだとか、そうした独断的な考えを強く斥けてはいる。

宗教の問題についても「絶対に是正改善の余地のないような真理に、私たちが、あるいはその他だれであれ死すべき人間が、いつか達しえようとは、私にはとうてい信じられない。しかし（略）私はけっして無秩序や懐疑そのものを愛するものではない。そうではなくて、むしろ私は、すでに真理を完全に所有していると僭称することによって、かえって真理を失ってしまうことを恐れるのである。つねに正しい方向に向かって進んで行きさえすれば、私たちがだんだんと真理に近づいてゆけることを、私はだれにも劣らず固く信じている」。

こうした懐疑と不信、宗教と科学、理性と感情の絶え間ない揺れ動きとジグザグにこそ「経験哲学」があり、「プラグマティックな宗教観」があるのだろう。「私は宗教をプラグマティックに解する方が、〈「超越論的な形而上学」よりも〉いっそう深い見方だと信じている。この見方は宗教に魂と同時に肉体を与える」。

神秘感情を科学や心理学の領域に解消してしまおう、というのではない。科学や心理学の知と必ずしも矛盾しない宗教的領域が厳然と〈肉体のように〉実在する、ということだ。「宗教が伝えるものは、つねに経験の事実だということである。すなわち、宗教は言う、神的なものは現実的に現前している、そしてその神的なものと私たちの間では、与えそして受け取る〈ギヴ・アンド・テイク〉という関係が現実に行われるのである、と。〈略〉直接の宗教的経験の述べることの真理性を純粋に知的な手続きで論証しようとする試みは絶対に望みがないと結論せざるをえない」。

27日目

十一時に糖尿病内科の定期通院。腹部のエコー検査。尿検査。血液検査。診察。順調に値は良くなっている。10パーセント超えだったHbA1c↓8・5パーセント。めざすのはひとまず7・0パーセント以下。ケトン体の数値もノーマルの範囲になった。改善がみられるので注射の一回のインシュリン量を四単位から三単位に減らすことに。心臓にも異常はなさそうなので、明日の心臓検診の予約はキャンセルになった。

眼科の早期の受診を強く勧められた。血糖値の値がよくなる時に、眼底出血の状態が悪くなるケースがあるという。看護師さんからも川崎市から無料健康診断の通知が届いたら診察を、と言われる。動脈硬化その他全身の診察が必要。恐怖はあるが、一つひとつだ。まずは眼科へ行こう。その後、栄養士さんからの栄養指導。いいペースだと。もう少し糖質をとる、朝のタンパク質を増やす、これ以上負荷をかけず一日1700キロカロリー＋一万歩のままで続けてください、とのこと。

＊

予定どおり帰り道にマナスルキッチンに寄る。レッド&グリーンカレーとナン。朝昼兼用なので多めにしっかり食べる。ご褒美的な。流石に気疲れしたので食後は休憩。子どもが小学校から帰宅し、一緒に武蔵新城の商店街へ歩く。一〇〇円ショップで買い物。冷たい風強し。何度か行った「かつ蔵」というとんかつ屋が消滅していた。SNS情報ではご主人が亡くなったとか。真偽不明。寒冷で腹が冷えた。やはり冷え性気味に体質が変化していないか。

＊

客観的に振り返ると、今日の診察結果は喜ぶべき状況だと思う。最善に近かった。眼科やその他の診察はまた一つずつだ。しかしその後、漠然とした鬱の気分にじわりと襲われ、何かをする気も起きず、多くの時間をスマホへの逃避で浪費した。頭がぼんやりする。よくない傾向。

＊

これは不安とは少し違う。病への恐怖だろう。そうだ、これは恐怖なんだ。恐怖を感じてはいけないのではない。恐怖から目を背けてはいけない。若くして難病やガン、骨肉腫などになった人は、こういう恐怖に若い精神で対峙しているのだろう。地道に努力して、できることは何でもやって、それでもあれが足りないかも、これが不十分かも、と恐怖や後悔したりもして、あとは最後には祈るしかなくて、でも、それでも、病が容赦なく無慈悲にすべてを奪っていったりする。だとすれば、病とは外からくる敵というより、肉体としての自然そのものであり、神そのものなのかもしれない。神としての病。神は無情で非情――まったくの無慈悲。

28日目

ここのところ雨や寒風が続いたが、本日は暖かく、春の気配が陽射しにじんわりと染み透っている。散歩の途中、溝の口駅そばの本屋に立ち寄り、西澤美仁『西行　魂の旅路』（角川ソフィア文庫）を購入した。ドトールでアメリカンコーヒーを飲みながら、少し読んだ。いい本である。

西行は、いわゆる世捨て人になってからも、和歌だけは捨てなかった。すべてをすっかり捨てきった、と思ったあとに残ってしまったもの、それこそがほかならぬ自分であり、「それを見届けてやろうという自己観察への好奇心もまた旺盛」だった。そしてあらゆる執着心を捨てようとしても、「花に染む心」だけは消えなかった。「そんな自分を嫌悪するのでもなく、かといって開き直ってそのまま肯定しようというのでもない、のが西行である」。なるほど。

入滅の時の「願はくは花のしたにて春死なむ　その如月の望月のころ」という有名な歌についての、西澤による解釈がじつにいい。どうしても引用したくなった。「（略）歌の通り、釈迦入滅にわずか一日だけ遅れた二月十六日に亡くなったのである。この一日ちがい、というのが如何にも西行らしくていいと思われる。最後の意識の中で、釈迦入滅と同日に絶命すれば、予告通りの完璧な往生である、と十二分にわかった上で、もう一日この愛すべき現世にとどまろうとしたのではなかったか。花があまりに美しく、月があまりに美しい二月十五日の夜を、西行は死の床で満喫したのではなかったか。そんなことを想像したくなる」。

先日のソローもそうだったが、西行もまた、べつに世捨人や自然に没入した聖人などではなく、世俗と彼方の境界で、行きつ戻りつ、迷いに迷いながら、それでもこの現実を愛してやまなかった。そういう人だったのだろう。

宮仕えをやめたあとに大切になるのは生活の拠点だった。そのことを、西行は、都と地方との境界に生活の拠点を定めて花の盛りには上洛した、という敬愛する能因法師から学んだのではないか、と西澤は書いている。和歌と仏教を融合させながら、ありふれた花の美しさを、くにの明るい未来を祝おうとした。

さらに引用すれば――「西行が生涯を懸けて追い求めたもの、それは奇跡でもなければ、往生でもない。往生にこだわらない、なんとも美しく贅沢な死を実現することであり、和歌が描きあげた通りに生き抜くことだったのではないか」。

＊

散歩から帰宅し、本棚から西田幾多郎『善の研究』（岩波文庫）を探し出して、少し頁を繰った。メモ。「我々が始めて光を見た時にはこれを見るというよりもむしろ我は光其者である。凡て最初の感覚は小児に取りては直に宇宙其者でなければならぬ。この境涯においては未だ主客の分離なく、物我一体、ただ、一事実あるのみである。我と物と一なるが故に更に真理の求むべき者なく、欲望の満すべき者もない、人は神と共にあり、エデンの花園とはかくの如き者をいうのであろう」。光と花の純粋経験。

＊

やはり今の自分に必要なのは、仏教的な認識なのだろうか。このかぎりないむなしさをどうしよう。何もかもが空虚であること。根なしであること。超越的な神によって救われるのではなく。むなしさの認識の内在的な徹底によってそれを横に越える（＝横越する）しかないのだろうか。

全てが相対的な関係性の渦の中で諸行無常に生成流転していくが、それがそのまま、全てが無限の他なるものたちとの機縁によって時空的に偶然的に関係しあっている。超越主義ではなく横越主義。悟ること。悟りは誰にでも至れること。凡夫でも。悪人でも。

悟りとは達観ではないだろう。神秘主義的な体験でもないだろう。何かがそこで終わるのではなく、むしろ悟りによって何もかもがはじまる。「明らめ」としての諦念から、この日常のプラグマティックな行為がはじまる。全てがむなしい、だからこそ、「今」に永遠が宿りうる。

＊

真の実在とは、そのまま、空無である。地球こそが無である。

＊

完璧を目指すのではなく、最善を積み上げること。

＊

全ての存在は平等に無意味である（ニヒリズム）、だからこそ、すべての命には平等に価値がある。たとえば吉本隆明が言ったように、マルクスのような一〇〇〇年にひとりの天才も無名の大衆もある視点からすれば等しい。

各々の欲望には、優劣もなく、強さも弱さもない（拙著『ジョジョ論』）。誰もが自らの命を最善へ向けて高めていく、日々の行為を積み重ねていく、その不断の努力と生長の過程が——たとえ血縁や弟子がいなくても——他者に影響し、伝播していく。

世間的に有名か無名か、成功者から敗残者かは、今生においてたまたま与えられた機縁の結果であって、それが無意味になるような眼差しがある。たとえダーウィンがいずとも進化論は広がっただろう、エジソンの発明がなくても科学は進歩しただろう……。

＊

夕食後、急に体調不良。頭痛と気持ち悪さ（呼吸困難などにはならず）。横になる。寝てしまう。目覚める。二時間後も回復せず。なんだこれは。もしやコロナかと体温を測るが、平熱。じゃあ低血糖か、と血糖値を測る。食後二時間以内としては通常の範囲。じゃあなんなんだ。原因不明で不安になる。

はたと、いいいいいい、これはもしや脱水では、と思い至る。低カロリーのスポーツドリンクを小まめに摂取する。次第に具合が治まってくる。今日は日中のウォーキングも多めだったし、最近は空気が乾燥もしている。生活習慣や身体の変化で色々な症状が出るものだ。試行錯誤だ。脱水騒ぎで、夜の仕事はできず。焦らないこと。一つひとつ。

29日目

旗日。体調回復していたので、家族で朝から生田緑地へ出かけた。探鳥と散策。野鳥の森。梅園。ほたるの里。升形山。展望台。日本民家園。園内の蕎麦屋。入口で餅を購入。休日でずいぶんな人出の賑わい。こういう日は鳥も姿を隠すようだ。

息子の目当てのジョウビタキは気配もなく。写真におさめたのはアオジ、キセキレイ、シジュウカラ、エナガなど。生田緑地の向ヶ丘遊園サイドには初めて足を踏み入れたが、こんなに深い自然が保存されているとは知らず。

歩くようになってから、最近、人間が丁寧に膨大な時間をかけて近郊に保存した自然の有り難さをつくづく感じる。印旛沼も狭山丘陵も東京野鳥公園も三番瀬も東高根森林公園も生田緑地も。人間が人工的に自然を遺した、というより、人間と自然の共同作業であり、その積み重ねであり、それ自体が新たな「自然」なのだろう。

もちろんそれらもやがては喪われ、滅びていくだろう。しかし、仏教的な無常＝ニヒリズムが絶対の過酷で非情な真理である、だからこそ、人々の日常の営みが積み重ねてきたもの、共同的に保全を意志したもの、伝統として伝承したものがかけ替えのないものになる。民俗としての自然とはそういうものなのだ。里山にせよ、祖霊信仰にせよ、テーマパークにせよ。

それらはかけ替えがない、それらが永遠的で絶対的であるという錯誤を相対化しえている限りで。そして、それらもまた人間の自力の生産物ではなく、他なる自然の力や恵みを拝借したものなのだ、と実感しうる限りで（ソローの太陽）。

だからこそ、それらのものたちは、儚く虚しく消えていくこのかりそめの生を十全に十分に慰めてくれるのだ。人間の耕してきた文化とは、かけ替えのない慰めなのだ。岡倉天心が花なしには人生の根本の慰めを欠いてしまう、と述べたように。

帰宅後は疲れを感じ仮眠。仕事に手を付けられず。まだとても本調子とは言えず。今日も己のはやる気持ちをそっと鎮めるなど。己を慰めよ。自己を配慮せよ。

＊

自分の記録を読み直してふと考える。ここしばらくの頭痛や手足の冷えは、もしかして、脱水も原因の一つなのか。ウォーキングの時に積極的に水分摂取を行ってこなかった。気を付けよう。

＊

夕食後、リラックスのため、息子と銭湯。

＊

寝る前に布団の中で吉本隆明『西行論』（講談社文芸文庫）を読んだ。西行の出家遁世について、友の死や恋愛などの具体的動機を探っても無駄で、西行は当時の「時代思想」に敏感だっただけだ、というのが吉本の立場。信仰の形としては「中世初期の無名の世捨人のひとりという意味を、それほど出なかった」。しかし西行はやはり「言葉のひと」であり、当時の時代思想を彼個人として

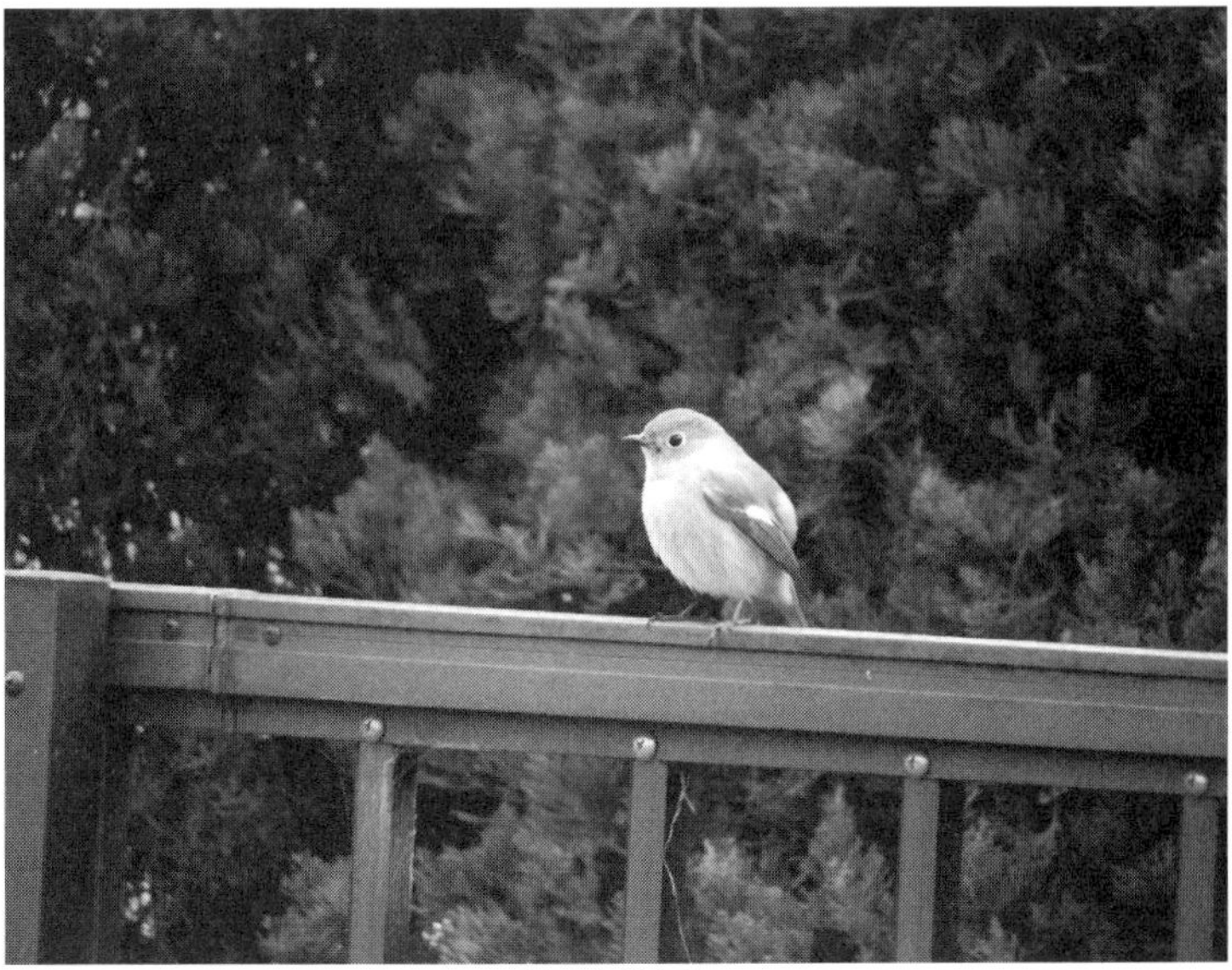

ジョウビタキ

「どう表現したか」に「特異な位相」がある。「その思想感性の韻律では比類ないところまでいったのである」。親鸞によって極限化される時代思想の、歌人的な露払いとしての西行。

30日目

療養開始から三〇日目。思えば、ひどい体調不良や通院、検査、死の気配すらあり見通しのつかない不安や鬱の連続の中、この一カ月、毎日こつこつがんばった。地道に歩んできた。そのことを確認すること。何かが足りないとマイナスを数えるのではない。地道な一歩一歩の前進と足音を数え上げること。

上か下かはわからないが、少なくとも、

前を向いてはいる。後ろではなく前に進んでいる。これが速いか遅いか、ではなく、精一杯こそがこの身体の最高速度である。全速力である。

それは誰かや何かとの比較の対象ではない。べつに無理やり自己肯定したり、自己啓発したりしなくてもいい。自分の存在を斜め上から俯瞰して、自分の努力や労苦を尊重してあげること。自分が自分の敵ではなく味方になること。日々の中で自分の生と和解すること。和解し続けること。

＊

喜びも悲しみも含めて、日々の素朴な感動、物事に深く動かされてつい漏らす「ああ！」という嘆息《なげき》の声が「もののあはれ」の語源だ、という本居宣長の指摘は、やはりかなり含蓄が深いものなのだろう。「ああ！」「あれ！」という率直な感動や感情が、おのずと歌（和歌）になっていく、ということは。

有名な『新古今和歌集』の仮名序を、ド素人としてテキトウに読んでみるならば、歌の力は、貴賤を超えて、人間と動物の違いをも超えて、あるいは鬼をすらも、武器ではなく平和的な力によって動かしてしまう。そして歌は特定の形式をおのずと取り、心と言葉と律動が調和する。そうやって形式的に調和しうること、それが歌の不思議さであり、このくにの言葉の伝統に根ざすということなのだ……。

個人的な内奥の感情が、歌を通して、そのまま、伝統的で歴史的な言葉のかたちと合致してしまうということ。「貫之は、歌は万人のものだと言う。歌に感じ、歌を詠み出さずにいられないのは人間の属性なのだと。彼はまたこうも言っている。人に、居ながらにして世界を見る目を改めさせるのは歌の力であると。（略）武器兵力だけが世界を変えるのではない。すぐれた詩の影響を受けた者の目は、すでにもうその詩を知る前の目ではない」（竹西寛子『日本の文学論』講談社文芸文庫）。

＊

以下、立川昭二の『日本人の死生観』（ちくま学芸文庫）から、メモ。

「私が行った「死をめぐるアンケート」で、自分の死についてどのように考えるかという質問で、「形容詞でいうと」という項目で多い答えは、「悲しい」「寂しい」であり、ついで「空しい」「はかない」といったことばがつづく。「怖い」「恐ろしい」という答えは若い人にはあるが、全体としては意外に少ない。（略）死を恐怖より悲哀としてとらえるメンタリティは、死に親しさや安らぎを感じることにつながる。（略）さらに「清らか」「美しい」「静かな」という答えさえ見られる。／日本人は「悲しみ」の中に「安らぎ」を見ようとする。それが「あきらめ」の境地といえる。また「哀しみ」の中に「愛しさ」を感じとろうとする。「愛しき」と書いて「かなしき」と読ませる場合がある」。

「今日の日本人は生と死の世界は「断絶している」と考える人より、「どこかで連環している」と考えている人のほうが圧倒的に多いのである。（略）それはまた生と死の世界の隔壁が希薄であるともいえる。（略）さらに興味深いのは（略）〔死後の世界を色で表すと、という問いに対して〕予想通り「黒」「白」が多いが、それについで「青」と答えた人が多いということである。「灰色」「透明」「無色」がこれにつぐ。／「青」は明でも暗でもない、温かくも冷たくもない「あわい」の色」。

「じつは「死生観」という語も日本語独自のものである。生死というとき、それは生と死をはっきり切り離すのではなく、生から死へ、死から生への連続的なつながりを考え、生と死のあいだにはっきりとした断絶を考えない。生死一如ということばがよく言われるが、生と死を一体にとらえるという考えである。／日本人は古くから死を「帰るところ」と考え、人生を「この世」から「あの世」への旅と考えている。とりわけ死は「土に帰る」と考える」。

「日本人にとって、漢語でいう「生命」と和語でいう「いのち」とでは、やや異なった含みをもっている。（略）「いのち」の語源は「息の内」「息の道《ち》」「息の霊《ち》」といわれる。とすれば、たとえ脳死状態でも息が通っているうちは死体とみなすことができないことになる。「生き」は「息」であり、「意気」「粋」「勢い」も「息」に通ずる。（略）生＝息と考える日本人にとって呼吸停止（息を引きとること）こそ死である。さらに、この「引きとる」とは「手もとに受け取る」「もとに戻る」「引き継ぐ」という意味がある。「いのち」は消滅するものでも断絶するものでもなく、もとあった所へ戻り、そして後の世に引き継がれていくものなのである」。

*

日が落ちはじめたゆうまぐれからのウォーキング。連日の疲労が足を重たくしている。踵のひび割れが再び。右足のふくらはぎにそこはかとない肉離れの気配。無理せずにゆっくり歩く。学童終わりで惜しむように忙しなく遊び走る子どもたち。迎えの母の胸元でうとうとする保育園児たち。犬と散歩する中年男女たち。杖をつく二人の老婆の談笑。夕日に黄色く照り輝く武蔵小杉の高層ビル。雀の群れ。甘い醬油のにおい。

物悲しいような寂しいような嬉しくもあるような。それでいて、無性にもの狂おしいような。ああ、こういう時に「歌」が歌えたら！　「詩」の言葉が自分の中にあったなら！　この気持ちを正確に、正直に、飾らず偽らず、有りの侭に言葉にできたなら……。今まで訓練し、血肉化してきた〈批評〉の言葉では、それはできない。そんなことを考えながら、遠回りし、坂道をアップダウンし、近隣のライフで夕食の買い物。牡蠣の炊き込みご飯。

＊

ロシアのウクライナ侵攻。開戦のニュース。しかし戦争は八年以上前から始まっていた、という現地の人の声。ロシアは徹底的に情報を統制しているので、フェイクニュースに気を付けよ、とも。プーチンは陰謀論にはまった独裁者のようにしか見えず。ウクライナ政権の虐殺から人々を救う、ウクライナの非ナチス化、非軍事化を目指すために軍を投入すると。ロシアがやるなら中国も、という専門家たちの懸念。世界新冷戦、アジア新秩序も当然、無関係ではない。中国よりもさらなる隣国としてのロシア。

31日目

今日もまだ寒さの残る朝。明日以降、そして週明けから、ずいぶん暖かくなり、春めいた陽気になるという。ここ数日、朝はぼんやり鬱が重い感じがある。ロシア軍がチェルノブイリ原発を制圧したというニュース。キエフが間もなく陥落すると。

＊

最近アトピーの調子が悪い。ここまで悪化したのは記憶にない。局所ではなく全身満遍なくよくない、という感じ。何日も乾燥注意報が出るほど空気が乾燥していること、春が近づき花粉が付着していること、だけなのか。糖尿病による体質変化も関連しているのだろうか。身体のありとあらゆる場所に不具合があり、なんだかなあ、どうすればいいのかなあ、という乾いた笑いしか出ない。

＊

自分の糖尿病と鬱病の治療、セルフケアにできるだけ集中したいのだが、当然のように、生活状況、家族状況がそれを許さない。

＊

たくさんドカッと食べたい、という欲求は今のところ感じないが（むしろ怖くて分量を食べられないが）、アルコールへの欲求はある。折り重なる生活の不安をアルコールで忘れたい。楽しい気分になりたい。

＊

夕方、再び歩きに出る。昨日と一時間ほどの違いなのに、太陽が沈む寸前の、闇が降りかけた時間帯は、驚くほど静謐である。しんとしずまっている。「暮れていく」とは神聖な時間帯なのだったか、と妙に感心する。

歩きながら、思った。今の身体（存在）は完全である。たとえ病んだ身体、障害を抱えた精神であっても。そしてこの完全な身体（存在）が、さらにより完全になっていく……（かつて『ジョジョ論』でそんなことを書いた。思えばそれはプラグマティズムの思想そのものだった）。

32日目

少しゆっくり起きる。八時半すぎ。朝からだいぶ鬱が重い。連日、目が重い。かすむ。しょぼつく。本を読むのに苦労する。不安。もともとドライアイがある。花粉症もある。眼精疲労もあるだろう。それだけならよいが。今日は腰痛の兆候あり。ここ数日ややその気配があったが、今日はちょっと危ない、という感じ。
笑ってしまう。次から次へと襲ってくる不調や疾病。満身創痍もいいところではないか。それだけ長い間この身体を大事にしてあげてこなかった、ということか。年を取るとはこういうことか。申し訳ない気持ちになる。我が体よ、我が心よ。

*

この目のしょぼしょぼとした感じ……いや、もしかして、これが同年代の編集者さんが言っていた、老眼というやつでは！　と突然思い至る。気付いた瞬間、大笑いしてしまった。老人力がアップしたのだ！　そうだとしたら、逆に、思い通りにならない身体のほのぼのとしたユーモアを感じる！

33日目

葛西臨海公園の鳥類園へ、家族で。海風がかなり強く、想像より寒く、体が冷え、目がしょぼしょぼとし、閉口する。体力をどんどん奪われる。休日で園内にはニンゲンが多く、風も強いため、猛禽類を筆頭に、いつもより鳥の姿が少ないらしく、息子も探鳥に苦労していた様子。珍しいクロツラヘラサギは撮影できたが、目的のアカハラが見付からず。閉園間際まで粘るが残念。今日は皆

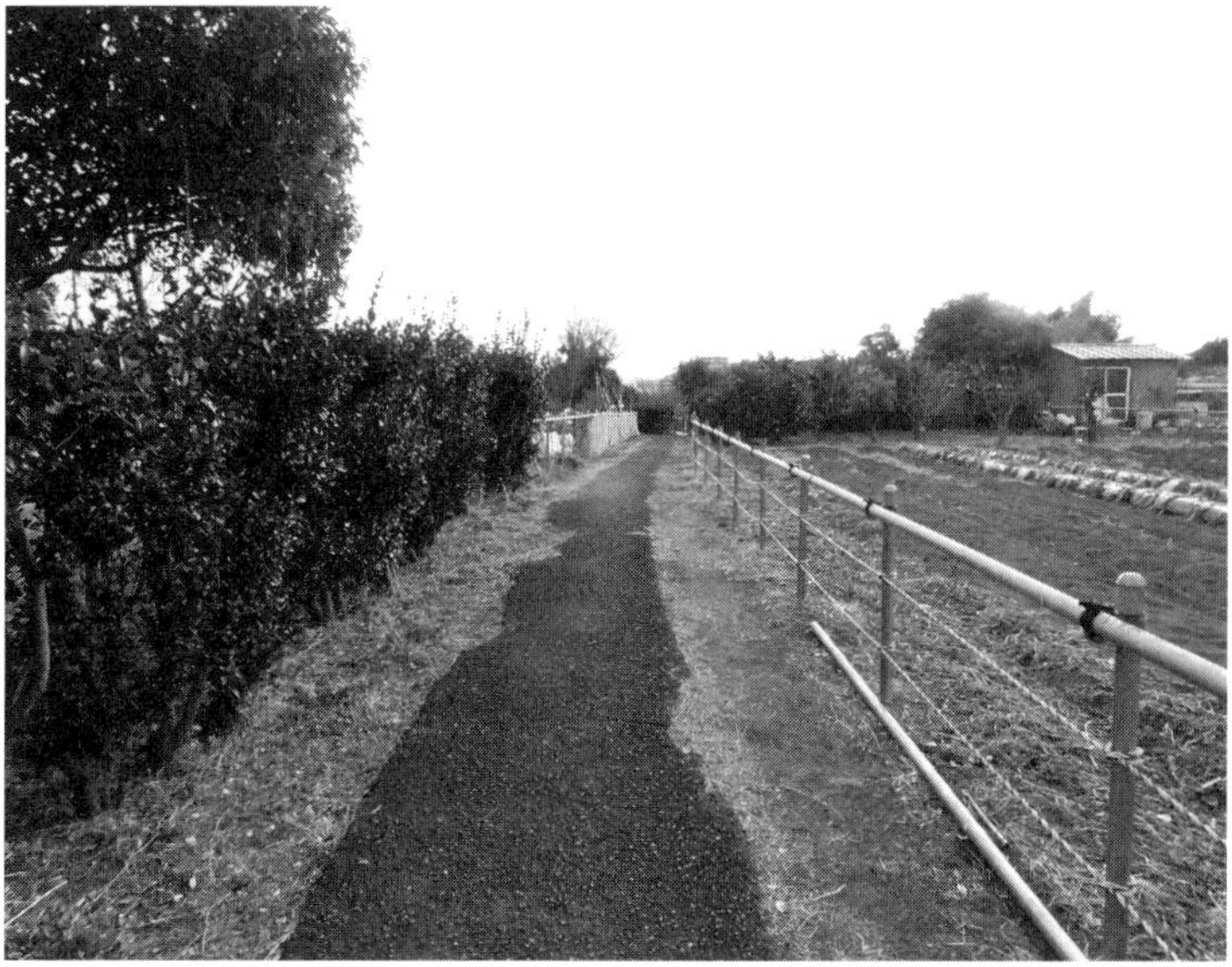

すっかりくたくたに草臥れる。

34日目

今日はついに眼科の予約日。はっきり言って、怖い。どうなるのだろう。

＊

午前中、仕事。神への宗教や信仰心ではない、という意味で、仏教や儒教の方が自分には適合するのだろうか。天や道の感覚――それは自分にも少し実感できる気がする。何らかの道理はある、お天道様が見ている。そういう感覚が全くない、とまでは言えない。

しかし、神ではないとしたら、天とはなんだろう。個人の欲望と天の理が――気の作用を通して――合致しうるというのは、典型的に朱子学的な思考方法なのだろうか。あまりちゃんと考えたことがなかったが、日常の中に根付いている儒学／朱子学的なものを見つめてみたくなった。

＊

やはり仕事の面でいつもの焦りがぶり返している。治療中、体質改善中、生活改良中だということをうっかり忘れがちになる。完璧な「健康」（というより、あるべきものとされる架空の理想）を前提にしてしまう。過労死するほどに働けないのならば自分には生きる価値がない、という強迫観念が消えない。

自分を追い込むのはやめよう。はやる気持ちを抑えとどめよう。「思うように進まない」も何も、実践的に進んだぶんがそのまま自分に成し得ることの最善のペースなのであり、余計なことを「思う」必要はない。実践という最善を頭の思考によって裁くな。

＊

十五時三十分、眼科通院。瞳孔を開く薬を使って細かく検査。恐怖。結果、眼底出血などは見られない。しかし――右目に白い点々が少しある。全体に広がったりはしていないが。念のため一カ月後にまた検査を受けてください。消えるかもしれない。

糖尿病全体の話と眼科の話は独立的に考えるべきもの。血糖値などが改善しても自動的に安心はできない。特にいまは薬などは必要ないし、特別な注意点もない。血糖のコントロールに引き続き気を付けてください。ついでに、花粉症の点眼薬も処方される。

瞳孔が開いた状態なのでぼんやりとした視界のまま、歩いて家に戻る。頭の方もぼんやり、ふわふわしている。

＊

今日の診断をどう受け止めればいいのだろう？

帰宅後に眼科で記入された「糖尿病手帳」を確認すると、わたしの右目は「単純糖尿病網膜症」という状態にカテゴリー化されるらしい。

ネットで調べると、単純糖尿病網膜症→前増殖糖尿病網膜症→増殖糖尿病網膜症→眼底出血→網膜剝離→失明、という流れで悪化していくようだ。

病名がつくと、途端に怖くなってきた。どうやら、現状ではすごく悪い状況というわけではないものの、完全に安心という感じでもなさそうだ。……いや、安心していいとは到底言えなさそうだ。

次第にそのことが腑に落ちてくる。

落ち込むし、恐怖を感じた。

とにかく焦らずゆっくりと血糖をコントロールしていくしかない、とのこと。

それよりも、急激に血糖値を下げると逆に網膜症が進行することがあるらしく、これがまた恐ろしい。

ＨｂＡ１ｃ値を一カ月に０・５パーセントずつ下げていくのが理想とのこと。自分は最初の一カ月で10・2→8・5パーセントまで値が下がった。大丈夫だろうか。急激すぎないか。なんて人体はままならないいんだろう！　ひたすらがんばって痩せたり、がんばって運動すればいい、というわけではないのだ。体質改善とは、絶妙な日々のバランスの調整であり、急激な転換や改心ではないのだ。

ただし糖尿病網膜症は「単純」の段階では、血糖のコントロールがうまく行けば、「改善」する「ことがある」らしい。「改善」はすれど「完治」はしないのだろうか。完治を夢見ることなく、改善し続ける努力をするしかないのだろうか。

＊

以下、ネットから拾ったメモ。糖尿病網膜症とは、糖尿病の三大合併症の一つ。日本の成人の失明原因の上位に挙げられている。

糖尿病になると、高い血糖のために細い血管が詰まったり、傷ついたりして、網膜に小さな出血斑が出現する。蛋白質や脂肪が血管から漏れ出て網膜にシミ（硬性白斑）を形成することもある（単純糖尿病網膜症）。これがさらに進行すると、網膜に十分な血液が行きわたらなくなり、網膜が酸欠状態になる（前増殖糖尿病網膜症）。さらに悪化すると、新たな血管が網膜表面や硝子体に伸びてくる（増殖糖尿病網膜症）。この新たな血管はもろいため、簡単に出血する。この出血が網膜剥離を起こす。やがて失明に至る。

（専門的な記述をメモすれば……糖尿病ではインシュリンが足りないので、血液中の糖分が使えなくなって、通常とは異なる方法で糖分が代謝される。そのためにソルビトールという有害な物質が生じる。これが網膜の血管にダメージを与える。さらに糖尿病では血液が固まりやすくなって、血管が閉塞する。網膜は血管が多く、血管に障害があると網膜の機能が低下したり、出血で硝子体が混濁したりする。こうして視力を失っていく……ということらしい。）

前増殖糖尿病網膜症まではほとんど自覚症状がない。糖尿病と診断されたら定期的な目の検査が必要なのは、そのためである。

「単純」の段階までは、血糖値のコントロール次第では改善すること「も」あるらしい。

前増殖糖尿病網膜症や増殖糖尿病網膜症のレベルに進行した場合、網膜光凝固が治療の主体となる。

さらに進行して硝子体出血や網膜剝離が起きれば、硝子体手術が必要になる。

治療の根幹はあくまでも日常的な血糖コントロールである。血管強化剤、血流改善剤などの薬の効果は限定的。

＊

不安を紛らわすために、夕食前、三〇分ほど近隣を歩く。呼吸困難の時と同じく、そうだ、即死系（即失明系）でなくて良かったではないか、と自分に言い聞かせて夜を歩く。気持ちが徐々に落ち着いてくる。何度も呪文のように己に言い聞かせる。完璧で最高でなくてもこれが最善であり、完全なんだ。杉山神社から夜景の先にスカイツリーがかすかに見えた。しばらく立ち止まって遥か先の光を見つめていた。

＊

さすがに心も体も草臥れ、夕食後はもう何をする気にもならず、ぼんやりと横臥して時を過ごした。ホイットマンの『草の葉』の続きを読むが、ろくに集中もできず。風呂も入らず、早めに眠ってしまう。

35日目

憂鬱な朝。昨日の眼の診断のことで、また行く先が真っ暗に感じられてきた。怖れずに泰然自若、明鏡止水で悟りきった無私の人間なんぞには、少しもなれない。何かある度に、落ち込んだり、うちひしがれたり、心が折れそうになったりする。それでいいんだ、人間はそうしたものだ、とも今は簡単には思えない。

ただ、そうした弱い己の心をありのままに見つめて慰撫するもう一つの眼差しを、頭の斜め後ろ辺りに、なんとか確保しておきたい。そうでなければ身がもたない。

世の中に星の数ほどもいるはずの他の糖尿病患者さんたちは、こうした日々の不安や浮沈とどうやって付き合っているのだろうか。当事者の誰かの話を聞きたいし、こちらの話も聞いてもらいたい。うちの親父や亡くなったじいさんは、今の自分と同じくらいの年齢で糖尿病を発症し、こうした気持ちに耐え続けて長生きしたのだった。現在七〇代後半の親父はあんまりこういうことを話したがる人ではないけれど、一度ゆっくり話を聞いてみたい。

＊

なんとか朝食は少し食べたものの、日課のウォーキングの気力さえ湧いてこない。鬱が重く身動きできず、布団に戻る。昼近くまで眠る。うなされていたようだ。

その後なんとか身仕度し、薬局まで歩く。昨日の処方箋を渡して、花粉症の目薬を購入する。気分を少しでも晴らそうと、武蔵新城駅方面の銚子丸（鮨屋）へ。今日は歩いても、花の美しさも鳥の鳴き声も体に入ってこない。なにも心に沁みず、外界の風景もただ通り過ぎるばかり。淡々と機械的に足を動かす。

帰宅して休憩。その後、息子がコロナワクチン二回目摂取の日だったので、学校まで迎えに行った。

＊

ホイットマン『草の葉』中巻を読み進める。上巻から連続してきた誇大妄想的な楽観性から、ふいに、詩「藻塩草」の夜の荒波のような底知れぬ鬱屈と暗さへと急転直下していく。あるいは「手鏡」。その乱高下のギャップに驚かされる。そうした鬱屈した暗さは、さらにその先で、「軍鼓の響き」に収録された詩編の、ファシズム的な熱狂へと滑り込んでいく。国家の歴史、国土の自然に一体化してそれを同心円的に肥大化させ、膨張させてしまうデモクラシーの全体主義的な危うさ。この乱高下がホイットマンの本質なのだろう。

大戦後のホイットマンは、再びアメリカデモクラシーの礼賛に戻った（「リンカン大統領の追憶」「青いオンタリオの岸辺で」）。詩人の歌こそが国家の根源であり、デモクラシーの声明である、と主張する。ただしその場合の詩人とは、ここでも、普通の民衆のことであり、詩とは民衆の生活の歌である。ただし、変化も見られる。国家や国土と一体化してしまう国民よりも、むしろ、個々人の差異の方がいっそう重視されている。

＊

ホイットマンによれば、アメリカ的なデモクラシーとは、今ここから、自分の足元から、土にねざした平凡な人民によって、何度でも再始動できるもの、新規蒔き直しのできるもの、であるようだ。超越主義からプラグマティズムの流れにもそうした精神があったように思われる。日々の日常の実践＝行為を大切にすることで、ある種の超越論性（神なき自然＝魂）を回復できると同時に、デモクラシー的な政治性が発揮されうる。

土や花や小鳥とともに暮らしの歌があり、そこに民主的な政治がはじまる。ただしその歌とは、国家の魂ではなく、無数の差異としての多元的な魂＝個人たちの歌であり、絶対平等としてのデモクラシーをことほぐための歌である。

＊

メモ。奴隷制存続の是非をめぐって合衆国を二分し五〇万人もの死者を出した南北戦争を一つの背景とし、「そうした対立を乗り越えて、再び人々が連帯する際に大きな力となったのが、アメリカ社会に深く根づく「生き方としての民主主義」であった。（略）プラグマティズムは、アメリカの名もなき人々によって育まれた、そうした文化を基に生まれた思想である」（大賀祐樹『希望の思想　プラグマティズム入門』筑摩書房）。

＊

夜、ホイットマン『草の葉』下巻。死と闇と戦争を経て、晩年には幻視と予言のスピリチュアルなデモクラシーの人となり、己の最後の死の瞬間に向けて、ブラックホールのようにあらゆる死者や被差別者、老人、罪人や悪人までもが祝福と喜びの永遠回帰の中に飲み込まれていく。そのすごみ。その不気味さ。

＊

眠れず。布団の中で夜中まで白洲正子『西行』（新潮文庫）。「（略）西行はたしかに歌を愛していたけれども、世の常の歌人たちのように、後に残そうなんて考えは毛頭なかった。別言すれば、歌を詠むことは、西行の人生そのものであり、詠んだあとは消えてなくなるべきものであった。でも歌は残ったではないか、といわれるかも知れない。それは「虚空の如くなる」無色透明な立場で詠んだから、後世の人々の心を打ったので、歌によって名声を得ようとは思ってはいなかった」。

あまりピンとこなかった。白洲正子の西行論は（小林秀雄を参照して）究極の人生論（数寄）に傾いてゆき、吉本隆明の西行論は（親鸞を参照して）極限の時代思想（中世的宗教の解体）へと傾いていった。しかしどちらの西行論も、今の自分にはちょっと違和感がある。先日の西澤美仁の西行論がいちばん腑に落ちる。

この世を捨てた超越をめざす意志と、しかしそれに遅れたりぐずぐずしたりする身体の間にはズレがあって、しかしそうしたズレを偽善や自己欺瞞として反省するというよりも、そういうズレがどうしても出てきてしまう人間のあり方に、大らかな肯定性をみいだす。それはプラグマティズムの思想ともどこかで繫がる。

超越や解脱や無私に憧れつつ、それらへの憧れを否定し冷笑するのでもなく、超越や解脱や無私には決して至りえない世俗の月並みな日常をも、どこかのんびりと大らかに肯定しつつ、その日常に内在する（完璧さではなく）完全さを慈しみ、祝福し、横越していくということ。

36日目

朝、子どもはワクチン摂取でやや発熱。高熱ではないがこれから上がりそうな気配。学校を休ませる。

＊

昨晩はこんな夢を見た。息子が二〇歳過ぎの青年になっている。顔は今のままで、背ばかりがとても細長い。恋人を会わせに連れてきたという。場所はたぶん、両親とわたしが二〇代前半まで住んでいたH町の一軒家である。家の中は奇妙なほどに薄暗い。二階の狭い一室に皆が蝟集している。テレビが点いている。部屋の角で、ろうそくの灯が揺れている。一〇年後であればわたしの両親も八〇代半ば過ぎのはずだが、姿は今のままである。息子の恋人は、僕の大学生の頃の知り合いのHさんという女性である。すると階下から誰かが階段をあがってくる気配がする。お茶をもってきたのだろうか。ふと気づく。あの足音は、すでに死んだ誰かなのだ。その瞬間に、不思議な歓喜があった。

＊

すべてが幼年期の夢のようにうまくいって、一五年後に、あのとき病気になっていてよかった、あれをきっかけに体質改善を果たし、生活改良もして、なんとかここまで生きてこられた、家族もあるべき場所に落ち着いた、僕の人生の仕事もひとまずやりおおせた、すべてに感謝したい、この世界に恩返ししたい、そのように心から思えますように――そのように夢みるように祈るんだ。美しく陽気な夢をみるんだ。

＊

数日前から歯が痛む。弱る。糖尿病は歯槽膿漏になりやすいと言うが。正直、今、歯医者に通うエネルギーはなさそう。歯の欠損とは二度と回復しない不可逆な喪失であり、かつていちばん最初に肉体の老いを感じたのも、左上の奥歯を欠損した時だった。

＊

放っておけば、悪い想像ばかりにじわじわと押し潰されていく。鬱の重力が強まっていく。治療開始の後によくなった点、着実に前進した点をいちいち数えるんだ。

呼吸困難やめまいはなくなった。低血糖の症状もその後出ていない。体重が約4キロ減った。毎日一万歩近く歩いて、体力が戻ってきた。坂道や階段もずんずん歩けるようになった。家族で色々と話し合いができた。友人知人の有り難みを再確認した。昨年の五十肩の痛みもいつの間にかずいぶん改善された。

何もかもが悪くなっていくばかりではない、と信じること。いや、信じるのではなく、決断するのでもなく、意志するということ。日々の日常的な意志の中に楽観と永遠を宿すこと。

＊

心の余裕がなく、ロシアのウクライナ侵攻のことも、コロナウイルスのことも、ほとんどの情報をシャットアウトしている。自分よりもはるかに過酷で不幸な人々――たとえばウクライナ、ウイグル地区、パレスチナ――がいるから、こんなことで絶望したり不安になったりしてはならない、という比較や罪悪感を戒めること。

＊

近刊予定の拙著『橋川文三とその浪曼』の分厚い再校ゲラが河出書房新社から届く。学校を休んだ息子の熱、その後、38度まであがる。昼食には息子の希望で肉うどんを作る。午後はゲラの作業。地道なチェック。おやつに息子の希望で、ヒカキンが作っていたという、みたらしバター餅を作ってみた。

＊

網膜症の不安は増していくばかり。暗い未来の想像ばかりになる。完全に心が弱っている。魂的に磨り減っている。おそろしい。安心がほしい。失明して周囲の人間に迷惑をかけるくらいならっそ……という想念に苛まれる。

＊

ネットで網膜症について調べる。いちいち血の気がひく。まっくらな絶望的な気持ちになる。どうやら認識の下方修正が必要であるようだ。想像より深刻な状態である。甘かった認識を下方修正しつつ、あるがままを受け入れねばならない。

＊

自分の人生の目的（子どもの自立まで支援する、時間をかけて理想の本を書き上げる）からして、さっさと自死する、という選択肢はそもそも不可能である。それゆえ、恐怖と不安が増していると も言える。そう考えると、ここは行き詰まりである。どうすればいいのか。今の状態では、眼のことについて家族にも相談できない。余計な不安ばかりを与えてしまいそうだ。今話してみても、自分でもどうなるかわからない。もう少し様子をみるしかない。

＊

人生の仕事の優先順位を色々と計算する。

37日目

夜中もずっと不安。恐怖。絶望。嫌な変な夢を何度も見た気がする。朝、息子の熱は下がったが、念のため学校をやすませる。鬱がひどく、中々起きられず。朝の測定、体重があがっており、血糖値も高めで、さらに落ち込む。

先日の眼科検診の前までは、落ち込むこともあっても、基本的に前向きな気持ちで療養し努力していたのに、ジェットコースター的な急下降で、心が付いてこない。糖尿病網膜症は、今の「単純」の状態から悪化して失明に至るまでに、平均何年くらいなのだろう。良くなることもあると言うが、どのくらいの割合で改善するのだろう。怖くて、これ以上はネットで調べられない。

*

暇をもて余した子どもは実家へ。ウォーキング。ますます春の陽気だが、気分は暗鬱で、足も重く、風景と一体化するような感覚に恵まれることもない。機械的に足を動かすのみ。

それでも一時間ほどうろうろ歩いているうちに、少しずつ、気持ちが穏やかになってくる。夕食用の買い物。改装中だった溝の口駅バス停前のモスバーガーがすでに再開していた。資本主義の速度を不気味に感じ、しかし奇妙に嬉しくなった。

*

日々の最善の選択を積み重ねても、どうにもならないことはどうにもならないので、そこは諦めて（＝明らめて）、運命を受け入れて、暗くなるよりは前向きに、希望を捨てずに、やれるだけの仕事をするしかない。ストア派の知恵のように。そしてその仕事が、どうか、たんなる個人的な運命との戦いではなく、自然の摂理（天命）に根ざしたものになりますように。

生活不安のあまり、仕事を増やしすぎていないか、無理をしていないか、繰り返し立ち止まって、確認すること。

＊

あと数年はこうした網の目状のフリーランスな綱渡りを続けるしかない。本当の最低限は……。それを乗りきったら、小さな、新しい、少しは安定した仕事に再就職を……。

＊

夕食のとき、家族と色々話し合う。お互いの不安や思うところも出し合う。夜、息子と一緒に散歩。春の夜だが、雨上がりのためか、ずいぶん寒かった。こんな何気ない幸福な時間が永遠であればよいのだが。しかし時は容赦なく過ぎていくだろう。無人化した裏の家から、ハクビシンの声。

38日目

昨日の夜は早めに床についた。ふいに恩寵のように、神秘のように穏やかな気持ちで、布団は完壁に暖かく、安らぎに包まれ、両側には家族の身体が横たわっていた。

今、この時が、もういっさいが流れずに、永遠に止まればいいのに、もうこのまま目覚めなくてもよければいいのに。そんな恍惚があった。確かにそれはあった。明け方の五時頃に目が覚めたが、同じように平穏で、優しく、全身を包まれるような恍惚が続いていた。

でも、まもなく、起き上がらねばならない。そのことも感じていた。新たな一日を始めねばならない。悲しかった。深く苦い喪失感がやってきた。「時は過ぎ行くと汝は言うのか、さにあらず、時はとどまり、我らは過ぎ行く」……。

朝の準備をし、子どもを学校へ送り出したあとに、鬱が重くなり、布団に戻った。冬眠中のあぐらに戻るように。生まれてくる前の夢の母胎に戻るように。しかしもう横臥した体には、重苦しい鬱々が寒々と満ち渡るだけだった。

＊

糖尿病という病のおそろしさ、残酷さ、底意地の悪さをしみじみと感じる。食事制限をがんばった、ダイエットをがんばった、運動をがんばった、その努力の積み重ねのぶんだけ病状がよくなった、やった！　……というのであれば、幾らでもがんばれるのに。馬車馬のように。

しかしそれがかえって致命的な眼のダメージになりうるとは。なんておそろしく、残酷で、底意地が悪いんだろう。糖尿病患者が鬱になる、というのもわかる気がする。自助や自力が通じない。天恵や他力にすがるしかない。祈るしかない。おそろしい。

このまま自分を愛せず、自己否定から逃れられず、暗鬱としたまま死んでいくのは嫌だ。自分の存在と和解して、存在そのものを隅々まで肯定し、ああ生まれてきて良かったと心から、全身全霊で感じられるようになりたい。体質改善、いや、生活改良、いや、存在論的な回心をしたい。

＊

十分な他者肯定感がなければ、十全な自己肯定感も育まれないのかもしれない。人間たちの作ってきたこの社会は、基本的に信じるに値する。人間たちの努力によって、よりよくなっていく。人間を含むこの世界は、美しく、完全で、すばらしい。そのような他者肯定感（世界肯定感）がつねに先にあらねばならないのかもしれない。

＊

食事制限をつらいとは感じない（いまのところ）けれど、ふとした瞬間に、友人たちと美味しいお店で贅沢したり、気持ちよく酔って楽しむことが今後はできないのだろうか、という感覚がやってきて、それを寂しい、つらい、と感じはじめた。

＊

しかし同時に、現代の肉食資本主義における肉食の部分的制限というヴィーガン的な課題については、糖尿病によってチャンスをもらった、と考えることもできるかもしれない。そんなこともふと考える。

＊

目の前の金魚や小鳥について、個体の死は悲しいけど、集団や群れとしての生命は消えていないのではないか。そんな風に感じる瞬間がある。

生命的＝非人間的な眼差しでみれば、一人の人間も、個体としては死ねば固有の人格は消えてそこで終わりになるが、たとえば共同体や、「くに」や、文化集団や、類としては、その命は全体の一部でもあるわけで、たとえばわたしの日々の仕事も、そのような大きな自然史的なものの一部分ではあるだろう。文化や経済も含む大きな生態系の中のささやかな葉っぱの一枚である、と考えることはできるだろう。それで生の「意味」としては十分なのではないか。

それらの一枚一枚が降り積もって、積み重なって、文化や歴史の腐葉土が形成され、堆積層が形成されていく。長い長い生命進化の過程の果てに今ある地球（実在）とは、そのまま、そのような膨大で無尽蔵な「積み重なり」のことなのだろう。

たとえば無意味な事故によって死んだり、消えたり、絶滅したり、痕跡を残さずにブラックホール的な虚無（忘却の穴）に落ちていったとしても、それもまた地球的な自然史の一部であり、生命進化の過程の一部なのだろう。

＊

ほとんど引きこもりのような学生時代の虚しさも、恋愛の喜びも、失恋の痛みも、日雇い労働やフリーターの頃の底辺労働の苦痛も、介護労働の日々の驚きも、協働の雑誌作りや社会運動の苦闘も、子育ての楽しさも、育児ノイローゼの経験も、しがない物書きとしての日々も、文学を通して出会った少数の仲間たちも、自らの無才への失望も、鬱も、病も、再起の努力も、現実の非情さも、そのすべてが自分の言葉（生業）に流れ込んで、血となり肉となり魂となって、あらゆる経験が雑然としたまま混血していき、言葉が言の葉になって、自分の意志で書いているのではなく、何かに受動的に書かされているのでもなく、能動とも受動ともつかない「書かせてもらっている」、あるいは何かを制作しているのでも自然生成するのでもなく「産み落としている」、言葉を産むことによって自分が産み直されている、そうした感覚としての感謝がある。それは確かにある。

＊

ウォーキングを兼ねて夕飯の買い出し。坂道や階段を織り混ぜて。夕暮れの道はまだ寒い。少し贅沢なエビを買ってエビチリを作ることにした。

＊

公益社団法人日本眼科医会のＨＰより。「血糖コントロールをよくしていると自然に消えてゆきます」。すがりつくようだが、本当なら嬉しい。「途中で進行が止まり安定することも多くあります」。これも本当ならば嬉しい。「これらの三段階がどのくらいのスピードで進むかは、人によって違います。血糖コントロールがきちんと行われている人は進むのが遅く、また最終末期の網膜剥離にまで至らずに、途中で進行が止まり安定することも多くあります」。

しかし、「概して比較的若い人（40〜50歳以下）は進行が速いので注意を要します」ともある。

そして――「最終末期の状態になる前の、有効な予防手段はレーザー光凝固術です。これは新生血管が出てくるのを予防したり、すでに出てしまった新生血管を焼きつぶして出血するのを予防する治療です。決め手はやはり早期治療で、定期的な精密検査を受けて的確な治療の時期を決めることにあります」。「レーザー治療は、早い時期であれば80パーセントに有効で、時期が遅くなると有効率は50〜60パーセントに低下します。この治療は予防治療なので、レーザーを受けたからといって視力が良くなることはありません。しかし、将来の安定した視力を確保するために最も大切な治療なのです」。

さらに――「硝子体出血や網膜剥離の手遅れになった状態には、硝子体手術という手段がありま す」。「この手術の成績は年々向上し、いまや多くの病院でほぼ80パーセントの平均成功率をあげています」。「ここでも成功率に大きな影響を及ぼすのは、やはり早期治療です」。

＊

医学や治療技術の進歩と発展に対するありがたみ。それを信頼すること。過度に恐れすぎず、安心しすぎず、正しく怖れること。

39日目

この数日、家で計測する血糖値の朝の値がなぜか高い。１３０を超える日もある。夕食前はコンスタントに低い１１０前後のままなのに。先週より確実に高くなっている。カロリー制限もウォーキングの歩数も維持しているのに、なぜだろう。

＊

気温が急にぐっと暖かくなる。日中は一八度という。朝から鬱がとても重い。例によって原因がよくわからない。子どもと近隣のゴルフ打ちっぱなしの裏の山道などを歩く。畑の梅に小鳥たち。メジロ多し。ヒヨドリ。しかし歩けども全く鬱が晴れず。帰宅し、連れ合いと息子の中学校まで歩く。体操服の受け取り。制服は別の店で別の日にとのこと。

＊

裏の梅の紅色の蕾が、この数日でひらきはじめている。まだぽつぽつと数えるほど。陽当たりがそれほどよくないから若干遅めなのか。梅について調べるが、品種がやたらに多くてどれがどれや

郵便はがき

料金受取人払郵便

麹町支店承認

6246

差出有効期間
2024年10月
14日まで

切手を貼らずに
お出しください

1 0 2 - 8 7 9 0

1 0 2

［受取人］
東京都千代田区
飯田橋２－７－４

株式会社 作品社
営業部読者係　行

【書籍ご購入お申し込み欄】

お問い合わせ　作品社営業部
TEL 03(3262)9753／FAX 03(3262)9757

小社へ直接ご注文の場合は、このはがきでお申し込み下さい。宅急便でご自宅までお届けいたします。送料は冊数に関係なく500円（ただしご購入の金額が2500円以上の場合は無料）、手数料は一律300円です。お申し込みから一週間前後で宅配いたします。書籍代金（税込）、送料、手数料は、お届け時にお支払い下さい。

書名	定価　　円	冊
書名	定価　　円	冊
書名	定価　　円	冊
お名前	TEL　（　　）	
ご住所 〒		

お名前《フリガナ》

男・女　　　　歳

ご住所

〒

Eメール
アドレス

ご職業

ご購入図書名

●本書をお求めになった書店名

●ご購読の新聞・雑誌名

●本書を何でお知りになりましたか。

イ　店頭で

ロ　友人・知人の推薦

ハ　広告をみて（　　　　　　　　）

ニ　書評・紹介記事をみて（　　　　　　）

ホ　その他（　　　　　　　　　　）

●本書についてのご感想をお聞かせください。

ご購入ありがとうございました。このカードによる皆様のご意見は、今後の出版の貴重な資料として生かしていきたいと存じます。また、ご記入いただいたご住所、Eメールアドレスに、小社の出版物のご案内をさしあげることがあります。上記以外の目的で、お客様の個人情報を使用することはありません。

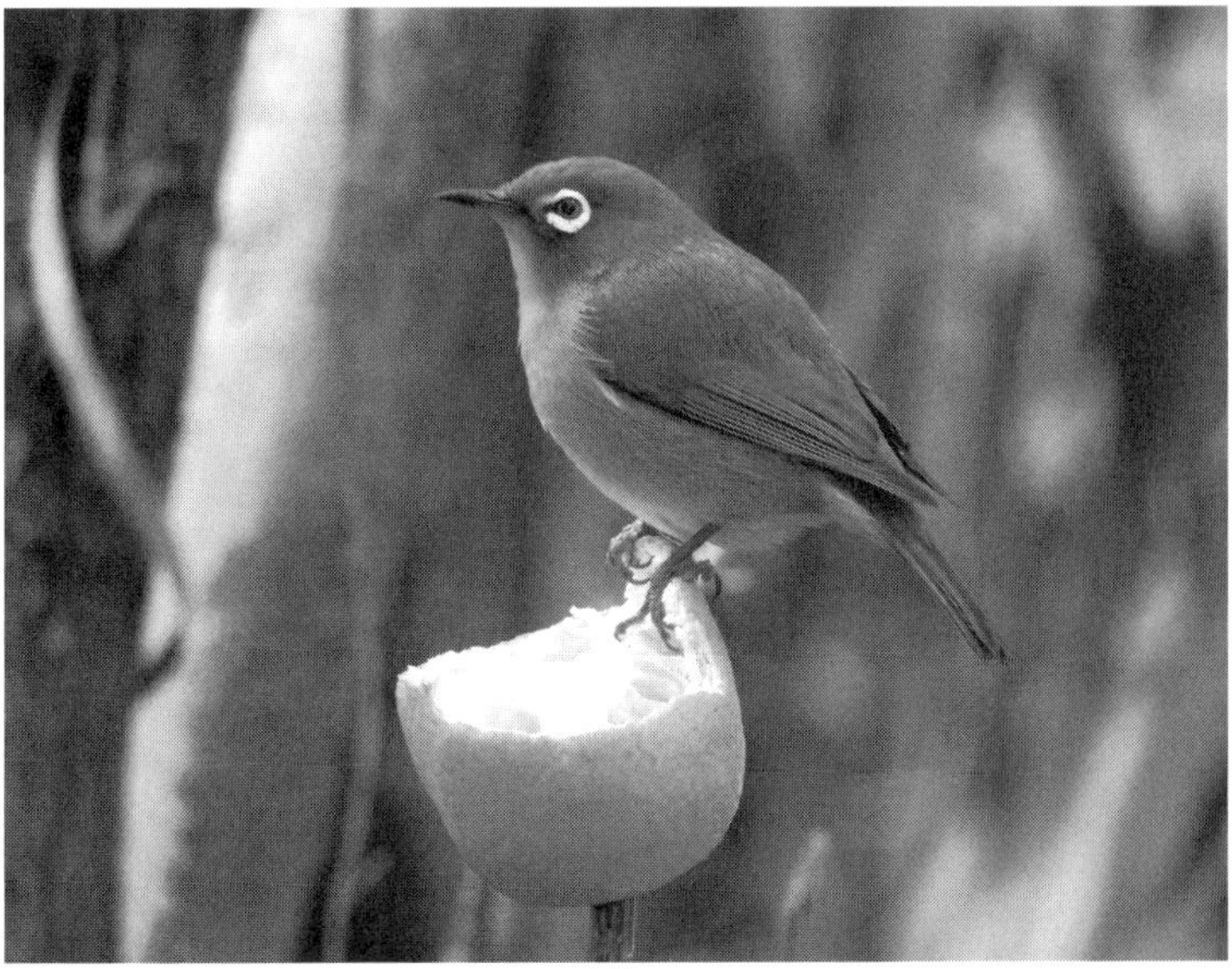

メジロ

ら少しも見分けがつかない。ロウバイくらいか。江戸時代に数々の品種改良が行われ国内でも三〇〇種類以上あるとか。実を食べるのを主としたものを実梅《じつうめ》、愛でるものを花梅《はなうめ》と呼び、野梅系、緋梅系、豊後系などがあるらしい。裏の梅の木も、蕾は紅、桜のような白い花びらの梅だが、品種はよくわからない。メジロ、スズメ、シジュウカラは相変わらずよく来る。シジュウカラの複雑で美しい囀り。めったに姿の見えないウグイスのジッ、ジッ、という地鳴きも時折聞こえるが、まだホーホケキョ、法法華経の囀りは聴けず。待ち遠しい。

＊

めんどくさいこと考えず、いざとなったら、もう面倒だし、疲れきったし、エゴイスティックに自殺しちゃえばいいじゃん、楽になっていいじゃん、「どんなに苦しくてもつらくとも生きねば」という抑圧なんてどうでもいい、義務とか責任も知ったことか、という気軽さ、軽み、それでいいのではないか。そんな想いもよぎる。生まれてきたのがもともと悪意のある間違いであり、生は終わりなき苦しみであり、執着と煩悩であり、つらいばかりだとすれば……。ますます仏教的（あるいはグノーシス主義的）な観念に近づいている感じがする。

＊

午後から、子どもは祖父と二人で東高根森林公園へ出かけた。カワセミ目当てとのこと。五歳になって鮮やかな青色になったカワセミだが、寿命が五歳ほどらしく、来年はもう会えないかもしれず、各地から鳥好きの人間たちがやって来ているという。

＊

どうも「治療中」「療養中」という現在進行系の事態を忘れがちになる。「無理をしないこと」「無理をして働いていないこと」がつねに罪悪感になる。この呪縛は何なのか。あらためて不思議な感じがする。

＊

しかし本当に、あとひとつ何かがあれば、心が折れてしまうだろう。もう精神がもたない気がする。危うい緊張感。次の眼科検診で目が悪化していたら、本当に心も限界だろう。どうすればいいのか。さりとてほかに打つ手もなし。無力。

＊

もう二週間足らずで息子の小学校の卒業式。

40日目

朝からやはり鬱がかなり重い。困った。気を抜くと重力にすら耐えきれずに倒れそうになる。家族で外出する。狭山湖&トトロの森緑地。漂鳥であるミソサザイが冬が終わって移動するその前に、もう一度会いたいとの息子の希望。前回よりも道が混雑していて、到着に二時間近くかかった。駐車場も満車。あずまやは工事中。結局ミソサザイとは出会えず。がっかり。

八王子方面に移動し、片倉城跡公園。キクイタダキが目標。不思議な公園で、まったく統一感がない。入り口にはセンスのない彫刻たちが並んでいる。狭い空間の中に、やたらとアップダウンが多い。城跡と公園名にあるのに、城跡をフォーカスしている様子もない。頭上にエナガの群れはいて、キクイタダキもその群れに混じっていることがあるらしく、閉園の十七時まで粘ったものの、結局キクイタダキにも出会えず。風が強く寒い。

＊

夜、近隣のライフそばの銭湯へ。中学校のことを話す。贅沢できらびやかなものではなくても、ささやかなつつましい幸せや、とるに足りない小さな思い出を、なるべくたくさん寄せ集めて、宝物なのかガラクタなのかもわからないようなそれらの玩具箱に収集して、それをわずかな慰めにして、わたしたちは最後には切なく消えていくんだろうなあ。

41日目

朝の測定、血糖値が久々に150超えだった。青ざめる。ここ一週間ほど、朝の血糖値がずっと高い。理由がわからない。なぜだ。下唇にヘルペスっぽいものが出来はじめた。鬱も今朝は重たい。満身創痍だ。もう嫌だ、とトイレで半泣きになる。

＊

自殺という選択肢がデフォルトだという前提に立てば、あとの人生はことごとく余生であり、生活のすべてが有り難い奇跡に思え、オマケのお遊びに感じられてくる。何としても生きねば、自死は究極のエゴだ、という道徳的な自縄自縛が自分を過度に苦しめているのかもしれない。

かといって、さっさとあの世に行きたい、苦しみから去りたい、というふうにも思いきれない。しかしそれでも、別にふっと死んじゃってもそれは構わない、というあっけない感じをどこかに確保しておきたい。

還相（死）の視点から人生と世界を眺めるなら、悩みながら苦しみながら、上がったり下がったりしながら、その揺れ動きはどうにもできないが、しかし生の苦しみが少しだけ和らぐ、ゆとりや遊びや軽みを与えられる、そういうことなのだろうか。

それは、いわゆる「末後の眼」にとってはこの世界のすべてが美しく見える、というのとは違う。美しいばかりでも、悟りきってばかりでもない。不安や苦しみは残る。生への執着、煩悩は消えないし、燃え残ってくすぶり続ける。吉本隆明の親鸞論の、「往相と還相」をめぐる思想とは、こうした生死の間の行ったり来たり、自由自在な往還運動の中にあるものなのかもしれない。

＊

入浴中に、一回糖尿病の治療停止をして、現実逃避して、それからずいぶん時間がたったのだから、もう手遅れだ、何ががんばって長生きしようだ、都合よく考えるな、ダメに決まっているだろ、もう覚悟しろ、という絶望と手遅れ感と罪悪感が一気に襲ってくる。

42日目

冬が戻ったような凍える朝。冷たい雨。朝から体調が悪い。頭痛がする。低気圧もあるのか。水分を多めにとる。どのニュースも日々のウクライナとロシアの戦争。早期の停戦協定はもはや困難で、泥沼になりつつあるという。難民や子どもたちの映像が繰り返し流れる。それ自体も西側の人権プロパガンダなのかもしれない。

＊

薄い霧雨。四〇分ほど歩くが鬱は全く晴れない。ただ足を動かす。戻ってから実家に寄り、お袋と何気無いことをだらだら喋る。確定申告の話など。これ以上心配かけたくなくて眼の病気の相談などはできず。

＊

町中ですれ違う老人たちが気になる。今までは、年を取れば誰もがそこそこ自分の人生に折り合いをつけて、死を受け入れて死んでいくものだと、どこか勝手に思い込んでいた気がする。今はそうは思えない。皆さんは、どうやって各自の人生に耐えて、虚しさと無意味に打ち克って、生まれてきたことに納得して、死んでいくんだろう。自分の親父や、お袋は、どうなんだろう。すごいことだ。

結局は、すべては無常で無情であり、束の間の慰めや、わずかな救いや、ちょっとした暇潰しなどで気を紛らわして、生の苦しみに黙って耐えて、酔ったように夢見るように遊び呆けるように、朗らかに、笑って消えていくにしくはないのか？

＊

血管が弱っているから、動脈硬化や心筋梗塞、脳溢血など、やっぱり、いつ死んでもおかしくないんだよな。絶対大丈夫なんてことはありえないから、楽観的な未来を思い描く意志を持ちつつ、死の可能性をどこか笑って穏やかにいつでも受け入れられるような、そういう心境にならなきゃいけない。原則的には。そうした心境に至れるとも思えないが。

＊

43日目

最近は食欲がない。朝ごはんが特にきつい。お店を探して美味しいものを食べよう、きれいな花や鳥を愛でよう、読書を楽しもう、というような根本的な欲求がひどく減退している。典型的な鬱の症状。

家族全員の洗濯物をハンガーにかける。物干しを雑巾でふく。太陽のもとに洗濯物を干す。布団をたたむ。

＊

こつこつ日々努力すること、一歩一歩を刻んで前進し続けることは、どんなに微小であっても結果として積み重なっていくものだから、たとえすべてを押し流す致命的な事態がこれから来るとしても、それによってすらそれらの努力の過程が完全に無駄で無意味になる、ということはない。そうした自分の日々の努力、一歩一歩をも、自分で過小評価したり、なかったことにしたりしてはならない。

どんなに絶望してうちひしがれていても、たとえ自分を肯定し愛せなくても、自分がここまで懸命に生きてきたという痕跡、足跡のことを尊重しなければいけない。肯定できずとも、尊重はできる。たとえそれが未来の何かにつながっても、つながらなくても。あとはただ、何かにつながることを祈ろう。

＊

治療中は治療と健康のことのみを考えなくてはいけない。仕事のことを考えてはいけない。確か坂口安吾がそんなことを言っていた。心身の無理や負担を避けることは、治療中の人間の「義務」とすら言える。

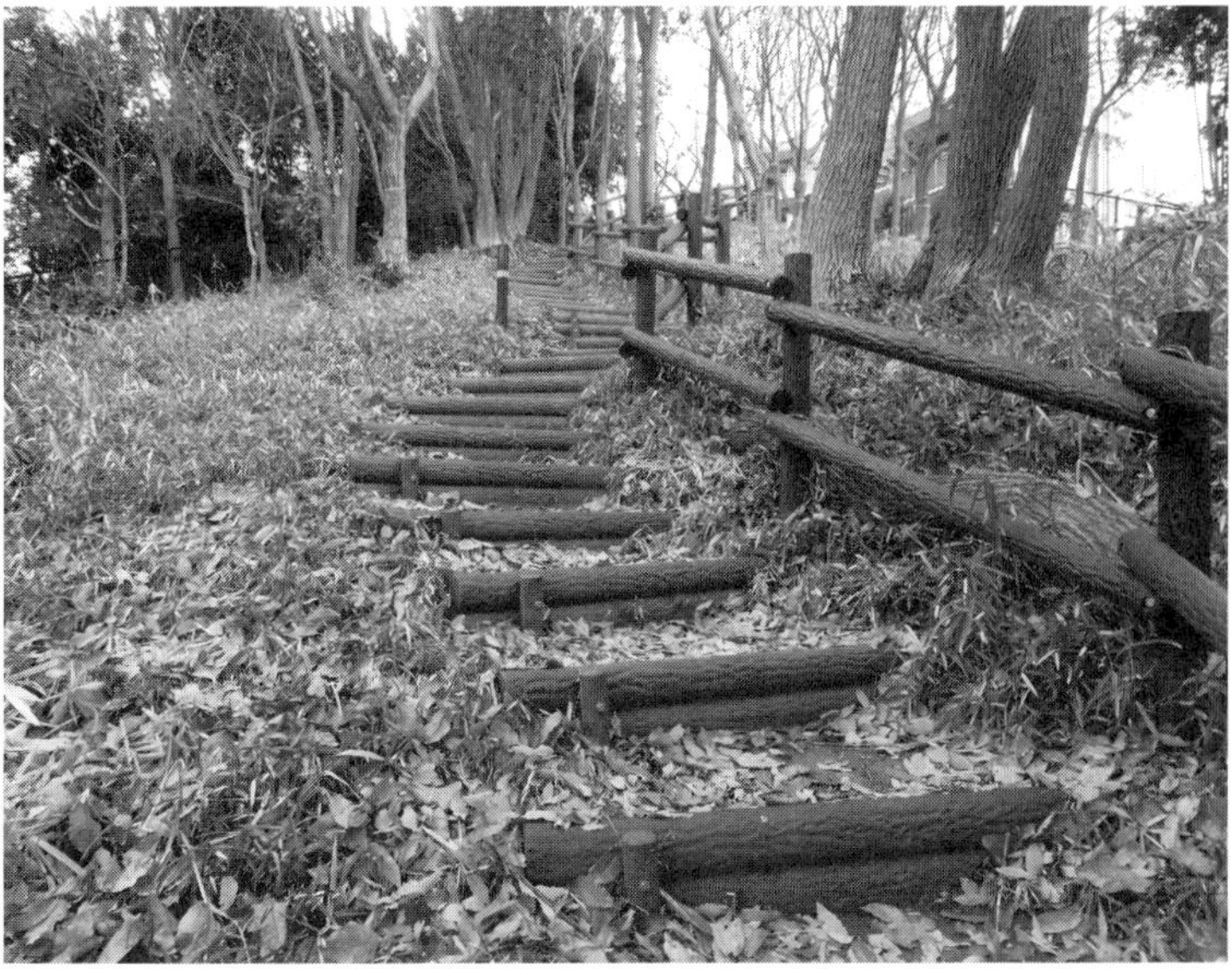

＊

夕食前に少し歩く。山林に足を踏み入れる。そうか。一〇万本の木々や雑草が覆って山をつくっているとして。その中の一本が摘み取られても大勢には変わりはない。だったら、一本の草木、雑草は無意味にも思える。しかし……どの雑草も同じだけの価値しかなく、同じだけの価値がある。一本一本が個別の差異そのものである。それらがなければ「山」もない。それは有機的＝全体主義的なエコロジーの考えとも異なるだろう。個別が等しくただ一本の、取るにたりない雑草でしかないからこそ。全体ではなく総体。自然の調和ではなく差異の群れとしての雑然がうまれる。そうか……。

＊

駅前に、鳩たち。カワラバト。個体の命は消える。しかし元いた生命《いのち》に還る。いのちは個体が所有しうるものではない。個体の総和を超えるものとしての、いのち＝自然＝実体。

＊

牧師の沼田和也さんのTweet。「最終的に一発逆転、大成功するのではなく、どこまでも鳴かず飛ばずながら、そこにちいさな生活の幸福を見出していく生き方。このような生き方はなかなか難しい。多くの人の悲嘆に傾聴していても実感することである」。

＊

鳴かず飛ばずを積極的に肯定するという生き方。疲れたので早めに眠る。

44日目

朝、中々動けず。税務署へ確定申告の提出。割と混雑。そのまま溝の口まで歩く。崎陽軒の横浜ピラフ弁当を購入。

＊

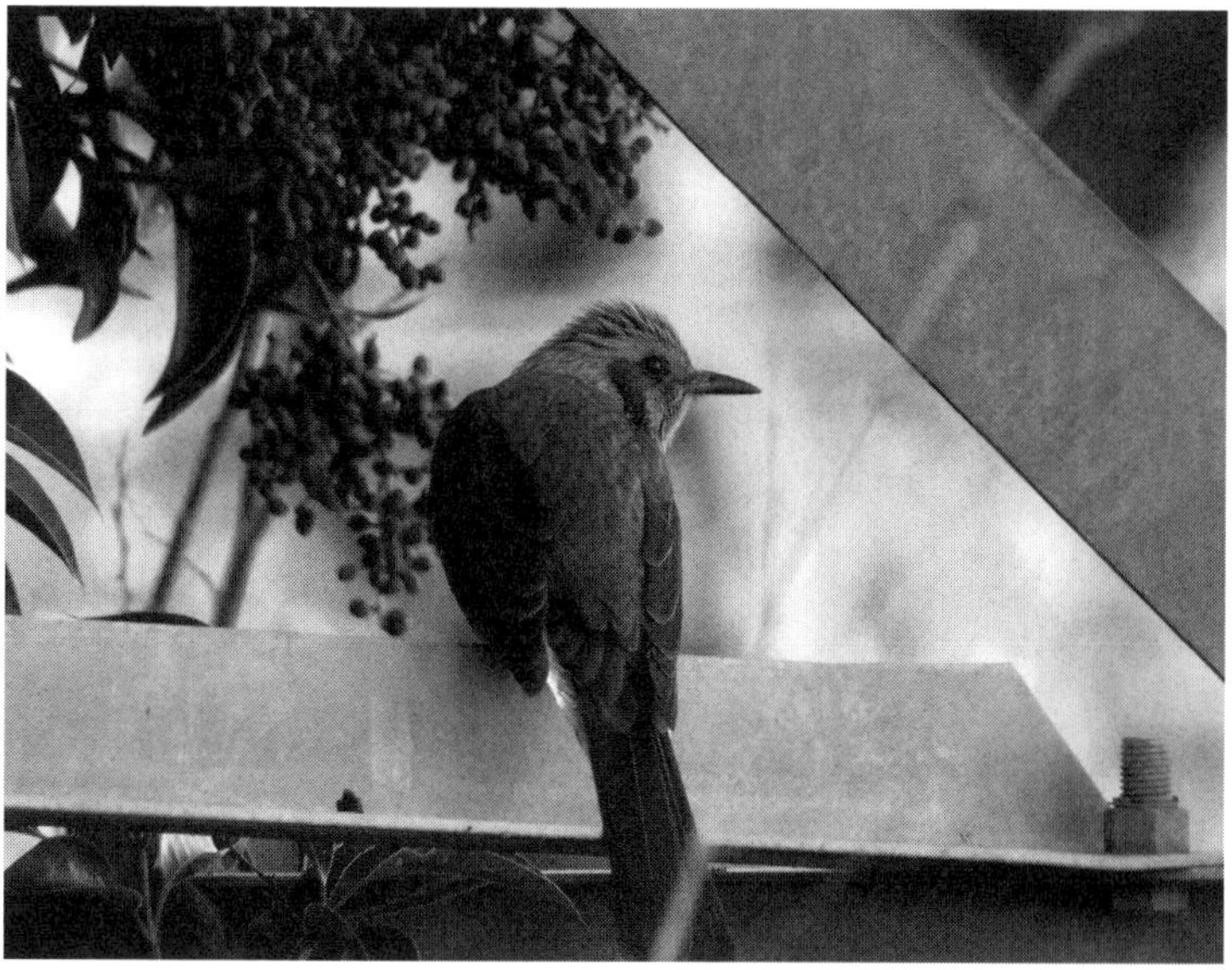

ヒヨドリ

鬱というより、ヘルペスだこれは。体の奥の神経の疲れという感じ。何日か前から目の奥が疲れてるのも、そのためか。体をゆっくり休めるのが今の義務。保管してあったバルトレックスを飲んだ。色々と気を張りすぎていた。

＊

夕方の散歩。大きな夕陽。赤ではなく優しいオレンジ色。照らされた新作小の校庭にしばらく離魂するようにぼうっと見入った。来週は子どもの卒業式。六年も前の春の、入学式の記憶がまだあまりに近くにありありと想起されて、不思議な感覚になる。あの日の花壇の花のにおいすら生々しい。校庭のはずれに学童の子どもと女性がいた。ヒヨドリの声が高く天を引き裂いた。気付くより前に泣いていた。ひどく泣けてしようがなかった。小学生の自分が、ふと、誰もいない久末小学校の校庭で一人で遊んでいる光景が浮かんだ。優しい蜜柑いろに目の前が染まった。たぶん本当の記憶ではない。脳の夢みる妄想だろう。あるいは子どもの頃にみた夢の想起だろうか。異様に淋しくて、歓喜に咽ぶような。久末小学校の校歌。一〇〇年後の誰とも知れない子どもたちが校歌を口ずさんでいる。ヒヨドリが鳴いた。幻聴と言うには鮮やかにそれを聴いた。

＊

あらゆるものたちが、一なるもの（実在、神、自然、大虚、いのち）から生まれてきて、一なるものへと還る――そう信じられたなら。他方では、そんなものは空想＝虚構であり、言語ゲームや伝言ゲームとしてのみ意味がある、しかし、そのゲームの中に永遠的なものが間接的に宿る、ということなのか。それでもまだ人間主義にすぎるのか。

＊

兼好法師の『徒然草』（岩波文庫）を少し読んだ。偉いはずの坊さんたちをすらも容赦なく嘲笑う、残酷な観察眼とイロニー（たとえば仁和寺の法師シリーズ、二三六段など）。

学生時代には、吉田兼好はあまりにも皮肉が効きすぎなのでは、とうまく呑み込めなかったが、『徒然草』は案外、ごく素朴なリアリズムの知恵であり、そこから滲み出るオカシみなのかもしれない、今はそんな風にも感じた。仏法に学ぶとか、修行で悟るとかはどうでもよく、とにかく何としても暇閑になれ。世事に煩わされるな（九八段）。われわれにできうることは、じつは、それだけではないのか……。

　現代の実存にも通じるような死の哲学、という風にも読める（四九段、五九段、一〇八段、一五五段など）。全てのものは刻々と流れ去り、確実なものはただ死と老いだけであり、しかもそれらは天災や災害よりもさらに偶然的に、突然に、お前のもとに訪れるのだ、と。ひたすらそのことを認識するしかない。

　死と老いの問題を後回しにして先送りにするのは、すでに火事の炎に巻かれながら「もうちょっと様子を見よう」「もう少しあとで逃げよう」と呑気に構えているようなものだ。兼好はそう書く。死は将来に到来するのではない。すでにつねに、今、人間は死につつあるのだ。

　兼好法師が、知ったかぶりする人間や、わざとらしい偽善が大嫌いで、何かを本当に極めた人ほど、黙りがちで口数少なく、誇らず傲らず、謙虚に、何気ないようにふるまう、ということを繰り返し述べているのも、そうした死生観と分かちがたいものなのだろう。

45日目

　近隣の書店で、陶淵明（三六五〜四二七年）の詩集（角川ソフィア文庫）を買ってぱらぱら読んだ。

一時期は勤め人として故郷を出たが、生涯の大部分を長江の廬山のふもとの農村で過ごした。有名な「帰去来の辞」には、明るく軽やかな帰郷のイメージもあるが、故郷の農村は、べつに桃源郷でもなんでもなかった。そもそも、都会から故郷に帰宅した喜びの中に、すでに早くも、循環する自然の中にうまく入れずに、老いて死に向かっていく自分を実感している。

都会の仕事や政治に疲れて、諦めて、故郷の南山の麓、田舎の農村生活に帰って隠遁するのだが（ただしそこは深山幽谷ではなく人里である）、自然の中で完全に安らかに生きられるわけでもなく、虚しく、寂しく、つねに鬱々としている。酒を飲んだり、友達と音楽や宴会に興じたり、自然にわずかばかりの慰みを得るだけで……。

自然は確かに残酷だけれども、思い悩んでも心身がくたびれるだけなので、あとは自然に委ねよう、たとえどうなろうとも……。

生の虚しさに対して、千年（千載）という感覚がしばしば刻まれる。ふいに、その千年、という感覚が自分にも生々しく感じられた。千年の昔の誰か、千年の未来の誰かと友になるとは、どういうことか。

それは老子的な超越感覚とも異なるのだろう。大いなるもの、一なるものではない。むしろそれらをどうしても実感できない、という千年の友たちの孤独を信じること。生きることには何の救いもないが、慰めはありうる。基本的に自然も残酷ではあるが……。

＊

同じ角川ソフィア文庫で、李白や杜甫の詩も少し読んでみた。これも学生時代以来、ずいぶん久方ぶり。

杜甫の詩にすごみを感じる。政治状況に翻弄される生活苦の中で、憂愁や鬱屈がどうしようもなく深まっていくのだが、その孤独な感覚が、その極みにおいて、社会や世界の不公正に対する批判へと何度も開かれていく。個人か社会か、という二元論ではなく、追い詰められた個の個体性の徹底の底の底に開けてくる世界苦への感受性がある。それはきっと、詩のことばによってしかつかめないものだったのだろう。

しかし今の自分は、杜甫的な批判精神よりも、やはり陶淵明的な孤独に惹かれてしまう。千年という時を前にすれば、すべてが虚しく淋しい。しかしその千年的な淋しさの中でこそ、詩を通して、友と出会いうる。誰とも分かち合えない淋しさを分かち合いたいからこそ、未だ出会えず見たこともないからこそ、友とは友である。そういうことなのだろう。

千年の友。詩によって出会うべき友。

＊

その後、手もとの金谷治『老子』（講談社学術文庫）を少し読み直す。いまだに道教的なものはピンと来ず。ここまで神秘主義的なアナーキズムに突き抜けてしまうと、とたんによくわからなくなる。老子の言葉の中には神秘的経験や瞑想の描写とおぼしいものがあるという。

＊

夕方の散歩。新作小の近くで、アオサギのような大きい鳥が天を飛んでいくのを見る。水場もないが、どこから来たのか。多摩川の方から来たのだろうか。

46日目

鬱病はオーバーヒートのようなもの。エンジンが自然に冷えるまで休ませてあげるのがいちばん。鬱病とは自分の心身の「もう無理だ」という助けを求める声であり、自分の声に自分で気づけない状態である。心身が助けを求める声を発していることを、むしろ、肯定的に受け止めること。うまく言葉にならずとも、助けを求めるという勇気。

＊

午前中、息子とせせらぎ遊歩道を新城駅へ歩く。河津桜満開、人手多し。カルガモの赤ちゃん一二匹が大人気。コサギの狩りをしばらく眺める。長いくちばしでカニなどを食べている。黄色く美しい脚。一人でベンチに座り続ける老婆たちの姿。

家族たち、コロナワクチン三回目。

ヘルペス治まらず。いつものように眼の周りや唇に症状。貯蓄のバルトレックスを消費する。ひどく眠たい。

＊

鴨長明の仏教説話集『発心集』（上下巻、角川ソフィア文庫）。長明の人間観によれば、人間の「心」（執着）はとかく恐ろしい。定めがなく、欲望から逃れられない。人間は根本的に儚く愚かである。われわれは決して「心」を師としてはならない。そう強調される。

ほとんど理不尽な災害のような、人間の心。心の恐ろしさに向き合うために、何らかの参考とするために、真偽にはこだわらず、各地から色々な説話を集めてみた。いつか発心するための予行練習として。そういうことのようだ。

たとえば第一巻を読んでいると、名も徳もある坊さんたちが、突然行方をくらまし、世俗から消えてしまい、何年か後に見付かるけれども、ひどく身分の低く賤しいもの、世捨て人、乞食になっている。しかし再び姿をくらまし、最後には往生して亡くなっているのが発見される……そうしたパターンがある。そこには、長明の、自分もそんなふうになりたいがそうはなれない、という思いと、ああいうふうに突発的に発心してしまうのは何かが違うのではないか、という疑惑とが、矛盾したまま表現されているかに思われる。

第一巻「一〇　天王寺の聖が徳を隠した事」には、次のようにある。「これらは、勝れたる後世《ごせ》者《しゃ》（極楽往生を願う人のこと）の、一のありさまなり。大隠《たいいん》（真の世捨て人）、朝市にありといへる、すなはちこれなり。かくいふ心は、賢き人の世を背く習ひ、我が身は市の中にあれども、その徳をよく隠して、人にもらせぬなり。山林に交り、跡をくらうするは、人の中にあつて徳をえ隠さぬ人のふるまひなるべし」。

第三巻にも、いきなり焼身自殺しようとする坊さんとか、葬式に闖入して大暴れする乱暴者の悪人とか、娘を失った女房などの、突然に発心して、ひたすら西へ向けて歩き続け、やがて海で往生する、というパターンが集められている。しかしそれを見つめる著者の目は、ここでもやはり、両義的に揺れ動いているようだ。

第三巻「八　蓮花城入水の事」などは、じつに鴨長明らしい、おそろしく残酷なリアリズムが感じられる。入水自殺を試みた名高い高僧が、水に入ったら怖くなり、死にたくなくなり、見物人の手前引くこともできず、苦しんで死に、未練を残し、魔道に墜ちて、親友の坊さんに憑依する……入水や焼身は想像以上に苦しいものだ、と。

ぞっとした。人の心は予測不能であり、何が起こるかわからない。たとえ名高い高僧であっても。『徒然草』の吉田兼好とも異なって、長明の眼差しには皮肉や冷笑は微塵もなく、人の「心」のままならなさを、そのありのままに見つめている。世俗的なリアリズムの残酷さとは、ここまで極められるものなのか。

あるいは第四巻「九　武州入間河沈水の事」は、洪水によって妻も子どもたちも使用人もみんな死んでしまう、という「ヨブ記」のようなエピソードであるが、やはりその残酷さはすさまじい。土地の長として長年暮らしてきた男が、ふいの増水によって家や土地を流されて、どうせ妻や子ど

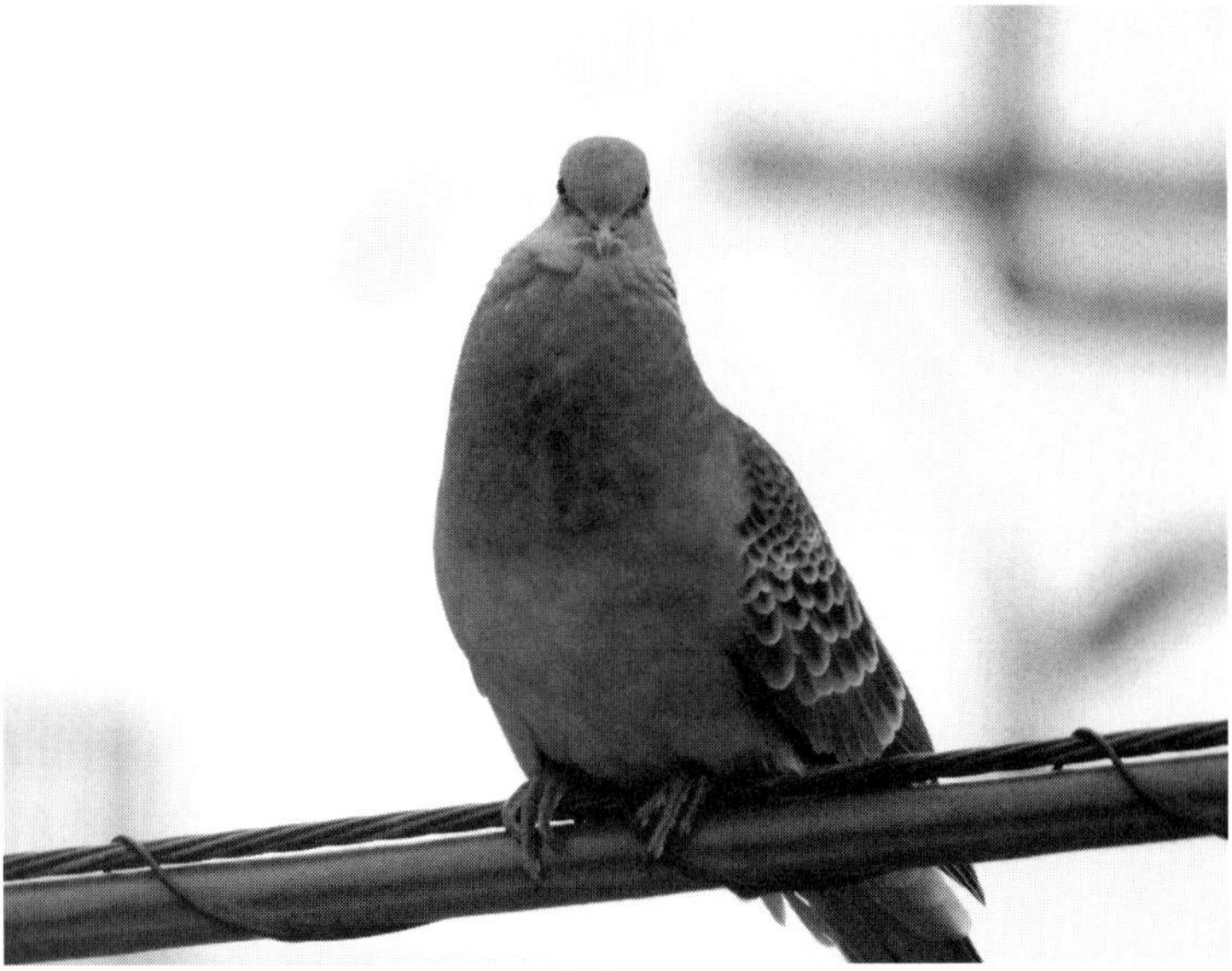

キジバト

もを助けられないのだからせめて自分だけでも助かろうと、川に飛び込んで泳いで逃げる。と、水の中で巨大な蛇たちに巻き付かれる。蛇たちは、べつに神罰や因果応報の産物ではない。男はその後、生き永らえるが、そこで打ち壊された家々や死体の山の中に、妻子の死体を発見し、泣きながら自分の家があった方に戻ると、もはやそこは何一つなく、跡形もない荒野になっている……。

あの蛇が一体何だったのかもわからない。神仏を信じて発心する気にもなれない。そういうリアリズムである。鴨長明にとっては、人の「心」の執着とは、このような理不尽な災害に等しいような、おそるべきものだったのだろう。

＊

夕方も息子と散歩。エナガ、シジュウカラ。ガビチョウの力強くも複雑で楽しい鳴き声。コジュケイの姿は見えず。山の上の小学校のそばの田畑で、このあたりでは珍しくヒバリの声。複雑で華麗な長い鳴き声。しかしその姿は見つからず。葉桜もまたはっとするほど美しい。花びらが散って汚いのではなく。新しい若々しい青い生命のめざめ。薄い桃色と黄緑色が交じりあって。

47日目

宮ヶ瀬ダムへ。卒業式前の最後の日曜外出。早戸川林道。車両も通行止めで、観光客もいず、鳥や花を探すための道。現地で出会った初老の男女四人と一緒に探鳥の山歩き。学校の勉強ではなく、この地球の楽しみかた。お互いに名前も知らないままに初老の人々と別れた。

48日目

夜中から朝方にかけて、外は激烈な雨の音。七時過ぎには雨は去っている。日中二六度にもなるらしい。朝、歩く。雨で流されたか、裏の梅の木の、白い花びらが地面に落ちている。町は、雨のあとの甘い匂いがする。

杉山神社の白い梅に、メジロの群れが、蜜を吸い、枝が揺れる度に花びらがはらはらと落ちてくる。そこはかとなく、さびしいが、そこにも自然の循環を感じる。この自分はそうした循環のなかにいない、というさびしさ、あるいは胸が狂おしく締め付けられる思い。この思いを何にたとえたものか。

たとえ和歌や詩歌の形式を取らないとしても、こうした心の変化や濃淡をありのままに断片的な言葉にしてみること、それが自分の「歌」になるのだろうか。歌は、個人のものでありながら、伝統や共同体の連続性に根差すものなのだろうか。人間にできるのは、わずかな葉っぱ一枚のような慰めの言葉をこの世界に遺すこと、殖やすことなのだろうか。

＊

南無阿弥陀仏の語義とは、阿弥陀の力に帰依することであり、身をすべて委ねることである。しかしそれは救われることではないのかもしれない。生まれてきてよかったと納得して臨終できるわけでもないのかもしれない。そうした人間の幸不幸や善悪、納得感を超えた力、個人の努力や祈りを踏み砕く理不尽な力に、まさにそんな力に、自らの生を基礎づけることなのかもしれない。

＊

午前中、糖尿病内科に通院。尿検査、血液検査。HbA1c、8・5→7・6パーセント。ドクターは淡々とした口調で基本的に前向きな診察をしてくれた。

血糖値をうまくコントロールしていけば単純網膜症は消えますよ、と（確かに「消える」と言った、「消えるかもしれない」ではなく）。すぐにどうこうという状態でもありません。内科と眼科の通院を続けましょう。先日の検査の、腎臓の結果が出たが、全く問題なかった。安心してください。ヘモグロビンなども順調に下がっています。悲観せずに。インシュリン注射もいずれは止められると思います。朝の血糖値が高いのは、インシュリンの効果もあるし、人間はもともと朝に向けて血糖値を高めていく。人間が飢餓から解放されたのは、わずかこの一〇〇年のことでしかありません。

……今の自分がほしい言葉を淡々とぜんぶくれた。

＊

気疲れしたので、帰宅後はのんびり過ごす。

＊

連れ合いと車中で夢のようなことを話す。いつか、気心の知れた仲間たちと、障害のある人々とで共同生活する場をどこかに作ろう、あくせくと何かに追われて不安になる生活ではなく、ささやかに、障害者の暮らしと地域に根差すような暮らしの場を……。それはただの空想的な夢、現実逃避の妄想、とは案外、限らないのではないか。人生の最後は、そうやって、感謝を返すために……ささやかな……でもそれはきっと苦労しながらも楽しい……。

＊

寝る前に、『枕草子』の最初のほうを少し読んだ。嫌味と鬱屈とすがすがしい毒舌の笑いと。「生ひ先なく、まめやかに、えせざいはひなど見たらむ人は、いぶせく〈前途に望みもなく、ただ一途に夫を愛し家庭を守って、ささやかな家庭の幸福といったものを夢見ているような人は、私にとって我慢のならない軽蔑すべきもののように思われ〉」（二一）……。（にくきもの）「もの聞かむと思うほどに泣くちご。烏の集まりて飛び違ひ、さめき鳴きたる。忍びて来る人、見知りてほゆる犬」（二五）。「夜鳴くもの、なにもなにもめでたし。ちごどものみぞ、さしもなき」（三八）。

49日目

昨日から一転して、ほとんど冬を思わせる曇天の寒い朝。裏の梅の花びらが一気に落ちていた。午前中、知人の編集者が送ってくれた文芸批評の本を読んだ。そこで引用されていた、正岡子規が死の二日前まで綴った『病牀六尺』の中で、中江兆民の『一年有半』を残酷かつ爽快に突き放しているところに、あらためて、ハッとさせられた。子規によれば兆民の書き物は「病中の憂さ晴らし」でしかなく「あきらめるより以上のこと」に未だ達していない、と。闘病者から闘病者への、病人から病人への容赦ない批評。

本棚から岩波文庫の『病牀六尺』を探りだして頁をめくった。次の箇所などにもハッとする。「余は今まで禅宗のいはゆる悟りといふ事を誤解して居た。悟りといふ事は如何なる場合にも平気で死ぬる事かと思つて居たのは間違ひで、悟りといふ事は如何なる場合でも平気で生きて居る事であつた」。

＊

夕食前の散歩。ここのところ人気の少ない里山や畑、林を歩くことが多かったので、正面に月を追いかけ、駅の方をずんずん目指す。学校帰り、仕事帰り、保育園帰りの人々で、駅前は熱っぽく賑わい、淋しさの中に暮らしの温かさを感じた。興が乗って調子に乗ったか、春の夕暮れの気温を甘く見たか、やがて体が重く疲れ、脱水か低血糖のような危うい感覚がやって来る。慌てて低カロリーのスポーツドリンクを購入、摂取する。夕飯、餃子を焼く。

50日目

「やがて地獄へ下るとき、／そこに待つ父母や／友人に私は何を持って行かう／／たぶん私は懐から／青白《あおざ》め、破れた／蝶の死骸をとり出すだらう。／さうして渡しながら言ふだらう。／／一生を／子供のやうに、さみしく／これを追ってゐました、と」（西條八十「蝶」）。

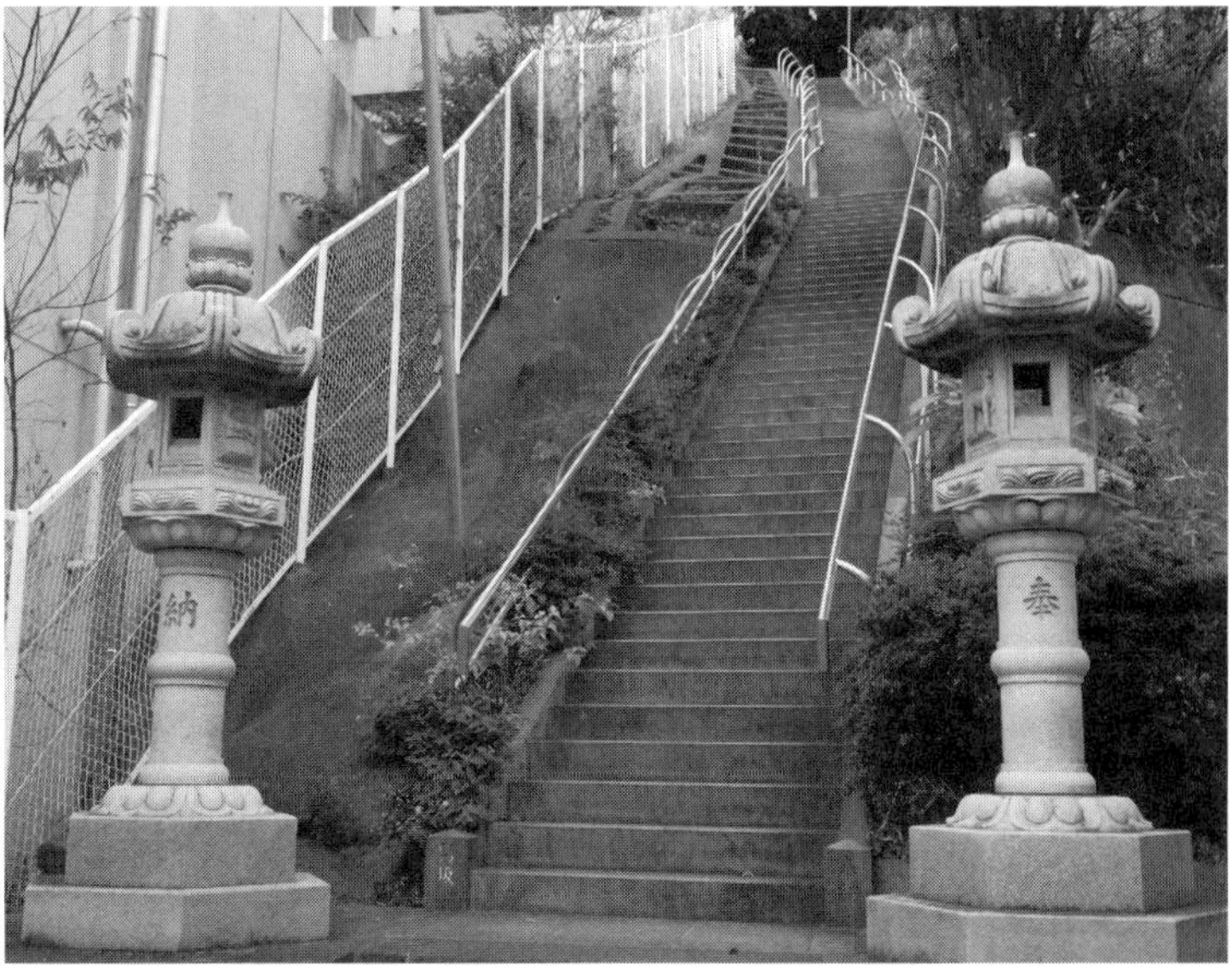

*

十一時すぎ、溝の口駅方面へ向けて歩く。書店で必要な本を購入。商店街には保育園や幼稚園の卒園式とおぼしき家族連れが目立った。川沿いに久地方面へ歩く。溝の口神社。日蓮宗浄元寺。急な階段と坂を上がっていく。久地と下作延の境界辺り。竹林をくだる。曹洞宗円福寺。丁度お昼時、高津市役所そばの海藤花でお寿司。一〇〇〇円也。

*

正岡子規『墨汁一滴』、岩波文庫の粟津則雄の解説より――「そこでは観察と思考と回想と幻想が、ことごとくおのれを生かしながら、相集まってなまなましい批評的場を形成している」。

本文より。「総ての楽、総ての自由は尽《ことごと》く

余の身より奪ひ去られて僅かに残る一つの楽と一つの自由、即ち飲食の楽と執筆の自由なり」。病床に見舞いに来て、キリストを信じて来世の永遠を祈れと言うキリスト信者に対して――「願くは神先づ余に一日の間《ひま》を与へて二十四時の間《あいだ》自由に身を動かしたらふく食を貪《むさぼ》らしめよ。而して後に徐《おもむろ》に永遠の幸福を考へ見んか」。笑ってしまった。

＊

糖尿病の治療をはじめてから、慌てず走らずゆっくり歩くように読書できるようになり、この年であらためて、もしかしたら初めて、文学青年のような精神で、文学を読めるようになった、やっと準備が整ったのかもしれない。不思議だが、そういう心持ちである。

＊

和歌や俳句や国学などは、宮廷や結社や学派などの活動を通して少数の人間がその魂、その火種を一〇〇年、一〇〇〇年と、かろうじて繋いでいくものであって、日本の文芸批評というものもそういうものなのかもしれない。数珠繋ぎではなく、飛び石のように。

＊

自分が文芸批評をいかに愛し、いかに生かされていたか、最近ようやく身に沁みて感ずるようになった。しみじみと、つくづくと感謝の念が静かながらに湧いてくる。批評という人間の営みへの恩を返していくこと、それは（何を書いたかではなく）いかに書いたかという書きざまによって——同じことだが、日常の生きざまによって、具体的に示すしかないものだろう。

＊

人間の文化は人間の限界を示す。芸術や美などの人間の文化は、人間にとっての慰みであり、それ以上ではなく、そしてそれでよい。有限な人間の文化と、自然の神々の無限の領域は、別物である。しかし人間たちの文化は、宗教や信仰とは別の形で、人間の文化と神々の活動のその臨界領域を、境界線を形づくる。多様に。多彩に。自己制限として。そのようにして、わずかに、神々の領域に触れている。相互浸透。水漏れ。雨漏り。虫穴。

＊

夕食前の軽めの夜の散歩。猫が横切った、と思いきや、灰色っぽいハクビシンだった。狸ではなかった。いや、アライグマだったのか？

＊

お風呂から出て裸の時に大きな地震。震源地宮城沖。子どもも飛び起きる。金魚とドジョウの水槽が大きく揺れたが、被害なし。周囲、停電。夜中にカラスの群れが鳴き始めた。ＳＮＳで情報収集するなど。

51日目

朝。一晩明け、ニュースでは、通常より早めに通勤する人々の顔、顔、顔。原発核燃料プールの冷却が一時停止とのこと。

通学、息子と親父の男三人で小学校手前まで歩く。授業としては今日が小学生として最後になる。斜め後ろから、親父と息子の並んだ背中。もう少しで同じ位の背丈か。親父はすれ違うおばさんや一年生に挨拶している。今日で最後です、一日早いですがおめでとうございます。

通学路の藪に、アオジの声。中学生に成長していく息子の小さな背中。生の終わりに向かいつつある高齢の親父の小柄な背中。楽しんできて、と校門の手前で送り出す。

心臓辺りを吹き抜ける淋しさの先に祝福もまたあるはずだ。杉山神社にお参りし、心の中で感謝を述べて帰宅した。家の裏では、シジュウカラが高らかに囀っていた。帰宅してから朝食。洗濯物、布団干し。連日花粉多し。

＊

「窮して而して始めて一条の活路を得、始めより窮せざるものかへつて死地に陥りやすし」(『病牀六尺』)。

＊

書庫を確認。昨晩の地震では崩れておらず。ふと絵本『かないくん』（詩・谷川俊太郎、絵・松本大洋）が目に留まる。何かがはじまるのだ……。

＊

「目をみはれ今は夜が歌うとき／キミのはじまりの日へ還る日に」（平沢進）。

＊

『病牀六尺』、だんだんつらくなり、三分の一ほどで読むのを止してしまった。

＊

夕食の買い物を兼ねて溝の口駅まで歩く。歩くと天や風景がうすぼんやりと黄色みがかっている。花粉も多いが大陸からの黄砂らしい。眼の痒みの奥で、脳の辺りがどんよりと重たい感じがある。書店で必要な文献を購入。麻婆豆腐と麻婆茄子を作る。夕食後に夜の散歩。小学校前を通り、新八幡へ。遠くにスカイツリー、東京タワー。寝る前に布団で、子どもに卒業アルバムを見せてもらう。今時の小学六年生は、アニメ、YouTuber、歌い手が好きな子が多いらしい。戦国大名好きの子と、鳥好きの我が子は少し異端か。しかしみな、書かれている内容が微笑ましく、安心する。

52日目

息子の小学校卒業式の朝。雨は幸いやんでいた。寒さも思ったほどではなかった。天への感謝よりも、まずはおめでとう、という祝福か。人間による、人間への祝福。少人数ゆえの、丁寧な卒業式だった。袴や紋付き袴、アイドル的な格好の子ら。

淋しさで胸苦しくなるかと思いきや、素直な健やかな祝福と、前向きな明るい気持ちがわきあがってきた。

解散前、わりと社交的で、写真を撮ったりしている息子。冬のような寒さで、冷たい霙寸前の雨。ぎりぎりまでお天道様が待ってくれたのか。そう考えておくか。

雨足が強くなり、異様な寒さに凍える中、お世話になった保育園を訪問。O先生に挨拶。昼食は本人の希望でお寿司。卒業の子にはデザート無料とのことで、屋久島のたんかん。岩手県で震度五の地震がある。

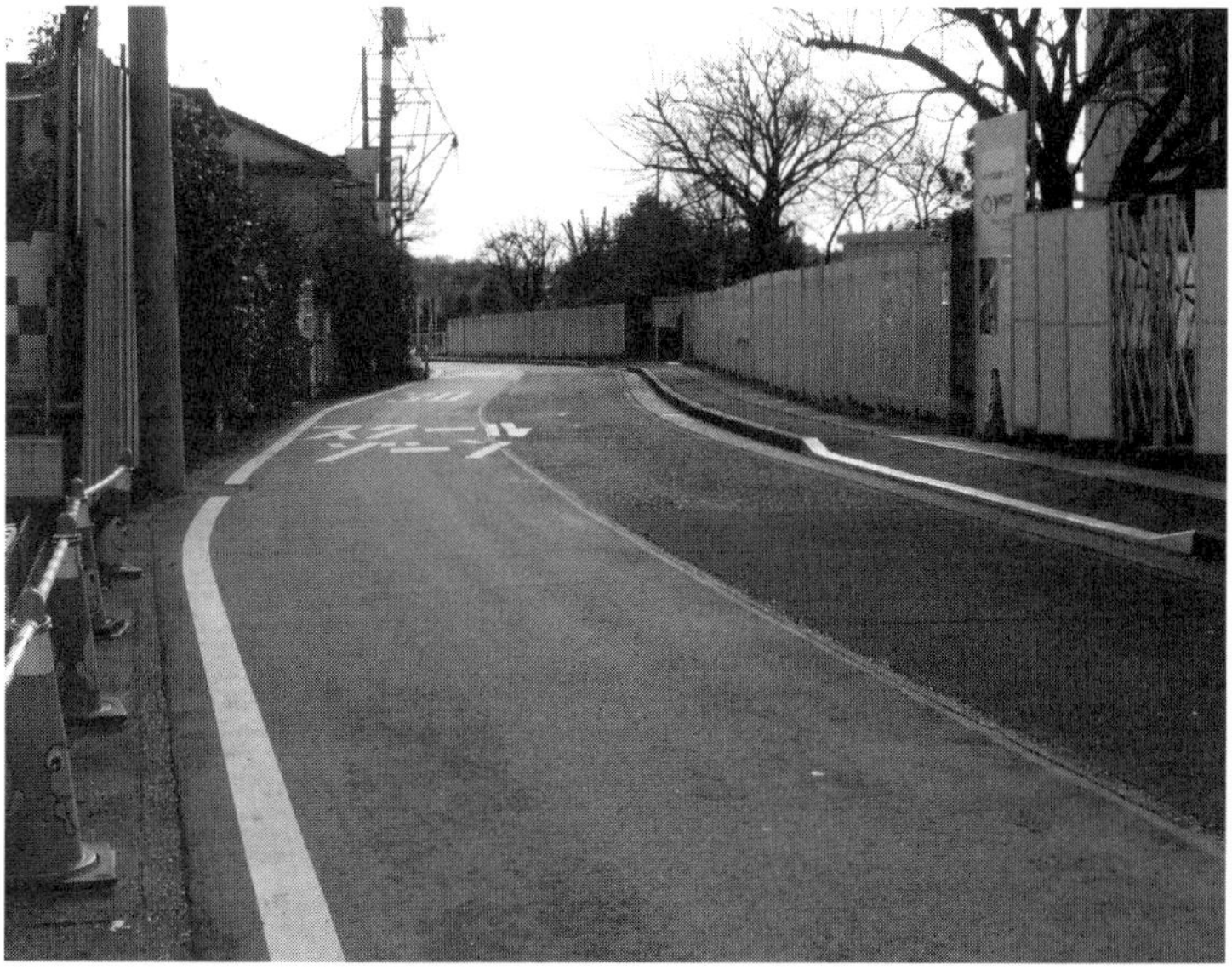
スクール

53日目

未読だった中江兆民『一年有半』（岩波文庫）を読んでみた。喉頭癌で残りの寿命は一年半から長くて二年、と宣告された兆民による「生前の遺言」。

新聞の記事を題材にして「世界との交際を継続する事」を「日々楽《たのしみ》とする」という社会批判的な罵倒芸は、正直、今のわたしにはあまりピンと来ず、正岡子規が病者の慰めの域を越えない、云々と批判したのもわかる。ただ、生よりも死後の方がはるかに長い、その感覚が本当の意味でわからないならば残りの寿命が一年であっても五〇年であっても同じことだ、云々と淡々と書いている辺りに、兆民らしい不思議なユーモアを感じた。生よりも死後の方がはるかに長い……。

＊

続いて『続一年有半』（同）。書かれるべきだった哲学のスケッチ。手持ちの時間がなく、一冊の参考書も見ずに書いたという。宗教的な神や精神の不滅を信じる者らをとにかく罵倒しまくる。他方で、唯物論や科学万能論のことをも批判する。

兆民によれば、不滅であるのは精神や魂ではなく、身体＝元素であり、死ねば精神は消えるが、元素は世界中、宇宙中にばら蒔かれて残り続ける（死者の科学的な復活を主張したニコライ・フョードロフら、ロシアの神秘的思想家たちにも近いのだろうか）。面白いのは兆民がそこから、死を目前にしてもなお、東洋のルソーというか、東西を超えた民主主義のラディカルな平等性を主張することだ。

すなわち人間も動物も植物も、元素という視点からみれば同じである。むしろ、そうした意味での残酷な平等性に耐えられず、人類を特権的と思い込む人間たちは、あるいは草木よりも下等なのかもしれない。兆民は言う、釈迦やキリストの魂は消えた、しかし路上の馬の糞（その元素）は不滅である……と。

オカルトやニヒリズムとすれすれの唯物論的神学性のユーモアの先に、東洋的デモクラシーの可能性があったのだろうか。

54日目

コロナワクチン接種三回目。その後、発熱もなく、少し二の腕が痛む程度。

＊

糖尿病の治療をはじめてから、食事量が減ったためか、便秘がちな感じがする。ヨーグルトや牛乳を多めに摂取するよう心掛けるなど。

＊

その後もずっと肌（アトピー）の調子は悪いままである。今までの患部と違う場所もふくめ、全身が満遍なく乾燥し、痒みに苦しむ。ヒルドイドをまめに塗布するなど。酷い箇所にはリンデロン。医学的なことはわからないが、体質改善の副作用なのだろうか。体質を変えて治療するとは破壊的なことでもあって、別人になっていくことなのだろう、という皮膚感覚。魂の境界線としての皮膚。

*

花粉症もいよいよきつい。自分の場合は目に来る。

*

先日の通院以降、比較的不安と鬱は軽減している。慎重に、注意深く、日々を送ること。

*

長年生きて緋鯉ほどにも大きく成長した、水槽の二匹の金魚たちが、ついに病気に。白点。急激に弱ってしまった。救急に塩水浴。つらい、耐えられない。一匹はお祭りの金魚すくいの出身。

*

夜の散歩。不思議なほど人の気配のない夜。森閑とした穏やかさに満ちわたる。自分の足音さえあまりに人間的な気配が濃密すぎるよう。杉山神社の前、花の甘い匂いに取り巻かれ、花酔いか、艶めいためまい。公園で遊ぶ子どもたちの声が反響するが、夜の底にその公園が見当たらず。遠く、貨物列車の音がする。やがてバス通りに出る。車通りが嫌に少なく、通りすぎるタクシーの運転席に本当に人が乗っていたか、不安になる。夜更け前、まだ二十時半なのだった。

55日目

昼食後、川村湊『ホスピス病棟の夏』（田畑書店）。炎症性乳がんを発症した妻の亜子さんのケアと看取りの日々をつづった本。奥さんのケアと同時に、川村氏自身の糖尿病や慢性腎臓病が進行していき、人工透析がはじまり、最後には足の指を切断する。

病妻文学の系譜。糖尿病患者による当事者研究の記録。すべてのことは片付かない。片付かないまま、人間は（この私は）滅びていく。来世も彼岸も他界もあの世も川村氏は信じないという。しかし、己の骨肉を「貫いているもの」がある。そうも言う。そうか。「貫いているもの」とは、このわたしにとって、何か。

＊

高齢の親父が転倒して怪我をした。幸い、骨折などはないという。夕方、子どもを溝の口駅近くの塾へ歩いて見送り。富士通前の桜。南武線沿いの桜。満開に近い桜多し。いつの間に。不思議だ。

そのままライフで夕食のための買い物。麻婆茄子、鰹の刺身、きのこのみそ汁。

56〜57日目

家族で河口湖周辺へドライブ。激しい雪。駐車場そばでチーズケーキ。昼食はほうとう。観光どころではなく、早々に河口湖ルートインへ宿泊の手続き。ローカルテレビなど観て、のんびり過ごす。翌早朝の散歩。息子は逆さ富士を撮影。アカゲラ。西湖野鳥の森公園にて、ヤマガラ、シジュウカラ。目的のコガラ、ヒガラ、ゴジュウカラには出会えず。中西悟堂の存在を知る。西湖いやしの里・根場《ねんば》という里山テーマパーク的な場で、里山カレーほうとうを食べる。精進湖。パノラマ台への登山道。ゴジュウカラ、イカルを撮影。本栖湖。寒すぎてもはや探鳥どころではなく、すぐに車に戻る。どうせなら富士五湖を制覇しよう、と帰りがけに山中湖に立ち寄る。店など、どこも開いておらず。

58日目

病気の二匹の金魚のうち、一匹が亡くなった。一度は復活してくれた。今は淋しい。とはいえ、穏やかな自然死、寿命という感じもする。静かに水槽の水底に横たわっていた。最後の一匹となった金魚がその死にずっと寄り添っていたような。もちろんそれは人間の感傷だろう。息子と一緒に、家の前の鉢植え（魚たちのお墓）に埋葬する。

＊

右目の症状が中々治まらず。花粉症と眼精疲労かと思いきや、やはりヘルペスなのか。残り二錠のバルトレックスを飲むべきか、思案する。結局飲んだ。夕食後、夜の散歩。たとえ完治はしなくとも回復し続けることはできる（ダルク）。

59日目

ヘルペスで全身に疲労感あり。先回り的にセルフケアをした方が良さそう。午前中、最後のバルトレックスを飲みつつ、仕事。その後通院。ヘルペスの薬を入手。そのまま高津郵便局まで歩き、荷物の引き取り。

昼食後、子どものSGA性低身長症の定期通院。聖マリ。中学生に進学すると、高額医療費の川崎市による補塡（地方自治体による小児医療費助成制度）がなくなるために（横浜市や東京都の特定の区では助成があるそうだが、現在の川崎市にはない）、公的医療保険の自己負担三割となり、高額の医療費がかかるようになる。生活の苦境に直面。

春休み中のためか、病院は大変な混雑。待ち時間に小林輝幸『野の鳥は野に――評伝・中西悟堂』（新潮選書）という本を読み進める。

＊

先日、富士五湖の西湖の野鳥の森公園で、中西悟堂という人物を初めて知った。「野鳥」という言葉を広め、探鳥会を日本で初めて行った人。今では野鳥という言葉は当たり前だが、それ以前は、鳥は狩って食べるもの、もしくは鳥籠で飼うものであり、野で「出会う」ものではなかった。野鳥とは近代以降に――「風景」と同じように――「発見」されたものだったのだ。

「日本野鳥の会」の創設にも関わりがあり、中西の野鳥哲学に共鳴した友人の竹友藻風《そうふう》が柳田國男に相談するなどして、会が始まったらしい。中西は「愛鳥」という概念それ自体を変革し、また鳥類をめぐる科学と文化（芸術）を融合させようとした。

中西が開催した日本初の探鳥会は、昭和九年六月三日に行われた。場所は静岡県の富士山のふもと、須走《すばしり》。現在の「バードウォッチング」というイメージに限られず、もともと「探鳥」とは、植物や自然環境を含めて観察することだったという。

評伝によれば、中西は、これも現在はありふれたものとなった鳥の「放し飼い」や、ビルの「屋上樹林」「屋上樹園」を広めた人でもあったらしい。「県鳥」も中西のアイディアから生まれたという。中西の言葉を孫引きする。「鳥は空間生活者であり、渡り鳥は地球規模生活者である。従って鳥のすみかは日本中の山林、原野、水辺である。そういう鳥たちを自然のままで守ることは、とりもなおさず日本の山河を守ることでもある。鳥は野にあるべき。野の鳥は野に。鳥とは野鳥であるべし」。

＊

成長ホルモンの注射は、川崎市では、三人に二人が中学入学時にやめるという。金銭問題が大きいようだ。高額の注射はやめて飲み薬のみ、という選択もある。飲み薬は、背が伸びる力を増やし、男性ホルモンの分泌を緩やかにし、背が伸びる時期をできるだけ延長させるもの。ひとまず後日、市役所へ行って高額療養費制度の確認をすることに。ドクターが現時点で出せるだけの薬（通常の三カ月分ではなく四カ月分）を処方してくれた。帰宅後、息子は夜の体操教室に。今日が最後の日となる。

＊

夜、映画監督の青山真治がガンで亡くなったとの報。五七歳。思いのほか、ショックを強く受ける。

61日目

少し体重が増えてしまい、血糖値もアンバランスな上下がある。朝昼と食事を少し控えめにしてみる。この二週間ほどは、淡々とした仕事の日々。気持ちに乱れがあまりない。しかし平穏であっても、それはそれで不幸の予兆に感じられる。ままならない。

＊

中西悟堂『愛鳥自伝』（上下巻、平凡社ライブラリー）。上巻を読み進めるが、鳥の話がなかなか出てこず。家族問題の複雑さ、強烈な母恋の欲望、ある種のテレパシー体験、天台宗と曹洞宗での仏教の修業、目の怪我と治療。ロマン的な歌や詩を書き、絵を描いた青春。基本的に神秘家という感じがする。スウェーデンボルグへの言及あり。

62日目

夕方より眼科通院。瞳孔を開く薬を点眼し、網膜の写真を撮影する。結果、前回より特に悪化などはしていない、とのこと。次の検査は三カ月後で大丈夫でしょう、と。ひとまずほっとする。もちろん「完治する」という概念のない病気で、「悪化するのを食い止める、できるだけ遅くする」ことができるだけなのだが……しかしひとまずほっとした、よかった、ということでよいのだろう。

63日目

雨の気配をまとった肌寒く薄暗い花曇りの朝。息子と東京港野鳥公園へ。コロナで年明けから閉鎖されていたため、四カ月ぶりになるか。息子の探鳥中、ネイチャーセンターで原稿を引き続き書く。春休みとはいえ、平日で閑散。ひどく寒い。室内も換気で寒くて仕方ない。

64日目

夕方、父親と息子と自分の三人で、恒例の夜の花見へ。バスと南武線を乗り継ぎ、宿河原駅。駅前で買い物。少し散りはじめか、しかしほぼ満開。コロナのためだろう、ライトアップはなし。屋台も出ておらず。少々淋しいが、穏やかな静けさ、仄かな賑わい、優しい仄かな闇。コウモリ。マガモ。鯉。

65日目

矛盾した思いがある。糖尿病の諸々の数値も穏やかになり（血糖値もＨｂＡ１ｃもまだまだ正常値とは言えないが、破壊的な値ではなくなった）、呼吸困難などもなくなり、食事療法や運動療法もルーティン化しはじめ、旅行や外食も何とか可能とわかり、日常の健康と仕事の両立も段々と兼ね合いがわかってきた。

しかしそれゆえ、またも仕事の方に意識の重心が傾きつつある危うさがあり、今こそ気を付けねば、無理をしてはいけない。たとえばウォーキングもルーティン化し、花の色、鳥の声、風景の美などに繊細に感覚を開くことを忘れつつある。日常の無限を自分はまた蔑ろにしはじめていないか。

66日目

生前の青山真治のツイートより。「深淵というのは案外凡庸なものだが、それゆえに怖いのだ。例によって「何もない」と知らされてバタンと閉じられる。心は凍りつく。いい思い出だけが反芻されるが、それらはもう帰ってこないとだけ分っている。それが深淵というものだ」。

68日目

江戸時代の庶民に広く読まれたという貝原益軒の『養生訓』（岩波文庫）を少し読んでみたら、これはまさに糖尿病の実践哲学のようなものではないか！　ちょっと驚いた。益軒八四歳の時の著述。当時の医学・薬学（本草学）の経験知と朱子学の思想に基づく、糖尿病と鬱病のためのプラグマティックな日常哲学のようだ。

心を平静に保って、飲食をほどほどにし、体をしょっちゅう動かすこと。たとえば――「飲食をよきほどにして過さず」……「ことに食後には必ず数百歩、歩行すべし」……「養生の術は先《まず》心気を養ふべし。心を和《やわらか》にし、気を平らかにし、いかりと慾とをおさへ、うれひ・思ひをすくなくし、心をくるしめず、気をそこなはず」……「臥す事を好むべからず」……「酒は微酔にのみ」……「食は半飽《はんぼう》に喰ひて、十分に満つべからず」……「養生の道は、病なき時つつしむにあり」。そして「食後に毎度歩行する事、三百歩すべし」と強調され、「家に居て、時々わが体力の辛苦せざる程の労働をなすべし」。

益軒は「養生の道は、中を守るべし。中を守るとは過不及なきを云」と記している。やりすぎることなく、やらなさすぎることもなく。まさに中庸的なプラグマティズムの教えである。「養生の道、多くいふ事を用ひず。只《ただ》食をすくなくし、病をたすくる物をくらわず、色慾をつつしみ、精気をおしみ、怒・哀・憂・思を過さず。心を平《たいらか》にして気を和《やわ》らげ、言をすくなくして無用の事をはぶき、風・寒・暑・湿の外邪をふせぎ、又時々身をうごかし、歩行し、時ならずしてねぶり臥す事なく、食気をめぐらすべし。是《これ》養生の要なり」。

解説によると、「人身は至りて貴くおもくして、天下四海にもかへがたきものなり」という『養生訓』の教えは、享保の改革を前にした当時の考え方としては、かなり革新的なものだったらしい。体と心を分けて、体を卑しむべきものとする考え方が、近世前期にはまだ色濃く残っていた。人間の体は大切であり、それを養生する心もまた大切である、という益軒の考えは、心身の平等という価値観、あるいはさらに人間の平等という価値観へも開かれていた。

益軒は書く。「養生の術をよくまなんで、よくわが身をたもつべし。是《これ》人生第一の大事なり」。身を養生し、長生きして幸福であることは、道徳的にも良いことだ。こういう素朴で単純な考え方が、今は水のように身に染み入るようである。「人生五十にいたらざれば、血気いまだ定らず、知恵いまだ開けず。古今にうとくして、世変になれず。言あやまり多く、行《おこない》悔多し。人生の理《ことわり》も楽《たのしみ》もいまだしらず。五十にいたらずして死するを夭《わかじに》と云ふ」。

69〜70日目

息子と二人、河口湖で一泊。探鳥の旅。

帰宅後の夜、明日の入学式の荷物や制服の準備。

71日目

ゆっくり起きる。朝の計測、旅行を経て少し体重増加。これまでの記録を見ると、最初の四〇日で5キロほど体重が落ちて、この一カ月ほどは現状維持のまま。血糖値も朝食前120〜130、夕食前100〜110という辺りに平均値が落ち着いた。最初の状態を考えればずいぶんよくなってはいる。しかしやや高止まりというか、安定的な正常値まで下げていくにはまだ足りない。停滞突破のための、別の努力が必要な段階なのだろうか。ウォーキングの坂道や階段を増やしていこう。

＊

お昼から息子の中学校、入学式。本人はあまり気乗りしないとぶつぶつ。ネクタイをしめる練習。コロナで保護者は一人限定とのことで、本日は連れ合いが同行する。留守番し、仕事。

72日目

お昼過ぎ、息子帰宅。相当な重量の教科書を背負って。中学はつまらない、探鳥の時間がとれない、とぶつぶつ。

＊

夕方ウォーキング。最近日課の歩きに「飽き」が来ている。目標値を下回る日も増えた。よろしくない。逆に言えばここしばらくは鬱が落ち着き、精神的に比較的安定した。食欲も睡眠もまずまず安定。ゆえに様々な「油断」と「飽き」が来たのだろう。

ここからさらに体質と生活をいかに改善するか。歩く場所がワンパターン化していたので、あえてどんどん知らない道を歩くようにする。「たのしい方向音痴」（知久寿焼）になるということ。彷徨った先で割と遠くにあるはずの野川ロイヤルホームセンター傍に抜けて、驚く。帰路も見知らぬ坂道。市民プラザ裏。ローソンで水分補給。

＊

青山真治の日記『宝ヶ池の沈まぬ亀』(boid)。一〇〇頁ほど読んで、つらくなる。糖尿病、鬱屈、数々の体調不良、数々の死者たち、死猫たち、経済的苦境……。変わらねばという意志をも根こそぎにされた生に固有の陰惨さ。死への甘美な期待と見紛うばかりの緩慢な自滅的日常。とめどもない言葉の崩壊……。

「ウブウブ（糖尿病で死んだ猫の名前）は同病である私の身代わりとして死んだ、然り、であれば私はいま簡単に死ぬわけにはいかぬはずで、といって俄然やる気を見せる余力もあるでなし、ただ粛々と生きようとするらしく見える方角へ進んでいくのみ」。

「ただ粛々と生きようとするらしく見える方角へ進んでいくのみ」……「生きようとするらしく」……。それでも一〇年ぶりのオリジナル脚本、八年ぶりの小説（二〇一七年時点）を書こうと意志した。仕事し続けた。青山氏のことを自分は何もわかっていなかった。

73日目

朝から青山日記をちびちび。読む側の精神も鬱々とし、荒廃していく。一九一頁でついに断念する。「〔画家のモネについて〕いったい作品の完成などに何の意味があるというのか。あの運河のほとりの名も知らぬ木に私はこれだけの情熱を注げるだろうか。人間などどうでもいいという本音を、ひたすらリアリズムとイリュージョンの間で決して誰にも悟られない方法を試すこと。それほどの贅沢はないわけだが」。「疲労困憊しつつ様々なSNSを見ていたのだが、作品はひとりで作るものとお考えの諸氏には何を言っても無駄だと諦めつつも、こいつらには「あの人に向けて作る」ということによって生じ何人かの間で育まれるものの豊かさがわからないのだろうと憐れに感じ（略）」。

＊

最近の日記を整理した。ここしばらくは、日々の記録と日記もおざなりである。よろしくない。

昨年終盤からの身体の不調で溜まっていた雑務を、最近は粛々と処理しているが、これが時間と体力を削る。奪われる、ではなく、削られる。雑務に紛れ、丁寧な暮らし、日常の尊重も蔑ろになりがちである。よろしくない。油断というより、今の自分は地味に「忙殺」されている。降り積もるルーティンワークの怖さ。堪えどころだろう。

75日目

息子と二人でまたも宮ヶ瀬ダムへ車で行く。早戸川林道で探鳥。季節の変わり目で、冬鳥や漂鳥の姿はすでになく、夏鳥はまだやって来ず。目標であるヤマセミの姿、確認できず。ハヤブサに襲われたのではないか、とバーダーの人々が噂していた。鳴き真似が得意なカケスのジャアジャアという声。コゲラの求愛のドラミング。アカショウビン。かすかにチヨチヨヴィーというセンダイムシクイの囀りが聞こえた。帰り道、早戸川林道の「主」と呼ばれているらしい仙人めいた雰囲気のある初老の男性が、ポストカードをくれた。ゴールデンウイーク明けにはオオルリ、キビタキなどが飛来し、六月になればサンコウチョウ（月日《ツキヒ》星《ホシ》ホイホイホイと鳴く）が来るという。

76日目

糖尿病の内科通院の日。朝、その諸々の準備。手元の血糖値測定やインシュリン注射の道具の諸々の残数をチェック。栄養指導に向けて、日々のカロリー計算を整理し、プリントアウトするなど。

尿検査、血液検査。ＨｂＡ１ｃの数値、前回（四週間前）７・６→本日６・９パーセント。一応、合併症予防のための目標値（７・０パーセント）をクリアした（ただし血糖値正常化のための目標値は６・０パーセント）。先生曰く、順調に改善されていますね、次回（四週間後）にはインシュリン注射は不要になり、服薬に切り替えられるのでは、とのこと。このまま続けていきましょう……。また次回は動脈硬化のエコー検査も行うという。

＊

栄養指導。仕事と日常の調整という段階。仕事のため、外食が増えるという問題をどうするか。外食は構わない、一生外食なしの生活は無理、優先は三食の時間帯だと。夜遅い食事は避けること。外食は塩分が多いので、汁物の汁は残す、漬物の塩分も気を付けて。疲労時は、飴等より果物やデンプン（多糖類）がよい。じわじわと血糖値をあげるものにすること。低血糖と疲労は見分けがたいが、経験でわかってくると。

＊

徒歩で帰宅。日中は二五度を超える夏日。四月初旬だが。暑さと疲労のためか、鬱が少し危うい感じあり。本日も諸々の雑務や連絡で徒に時間が過ぎていく。夕方もぐったりし、結局動けず。雑務や連絡に体力を奪われ、肝心な仕事が進まず、心も疲れてきて、日々の業務が溜まりがちになり、さらに雑務や連絡事項が増えていく、という悪循環……。

これをたちきるには、「あの仕事は断ろう」と決断するための金銭と生活の余裕が必要なのだが、その余裕がないため、ますます貧して鈍していく。だから病気になる、というより、こうした日常そのものが病なのだろう。最近は、どんどん周りの人々の助力に依存し、負担をシェアするよう心掛けている。そうすれば、貧しても、鈍しても、そこそこまっとうな生活者でいられるかもしれない。

＊

夕方、息子と散歩。ゴルフ練習場の裏山でガビチョウの声。息子によるとこの辺りに一匹だけいるらしい。のびやかな複雑な声が夕日の空に溶けていく。オナガのぎゅーい、ぎゅーい、という低い声も。優美な見かけによらないオナガの野太い声。

＊

また一つゲラが届く。夕食前に作業。近隣のコンビニから発送。戻って新刊の献本先一覧を作成。夕食後、息子の塾のお迎え。中学生はなぜこんなに忙しいのか。二十一時過ぎ、最早何もする気力

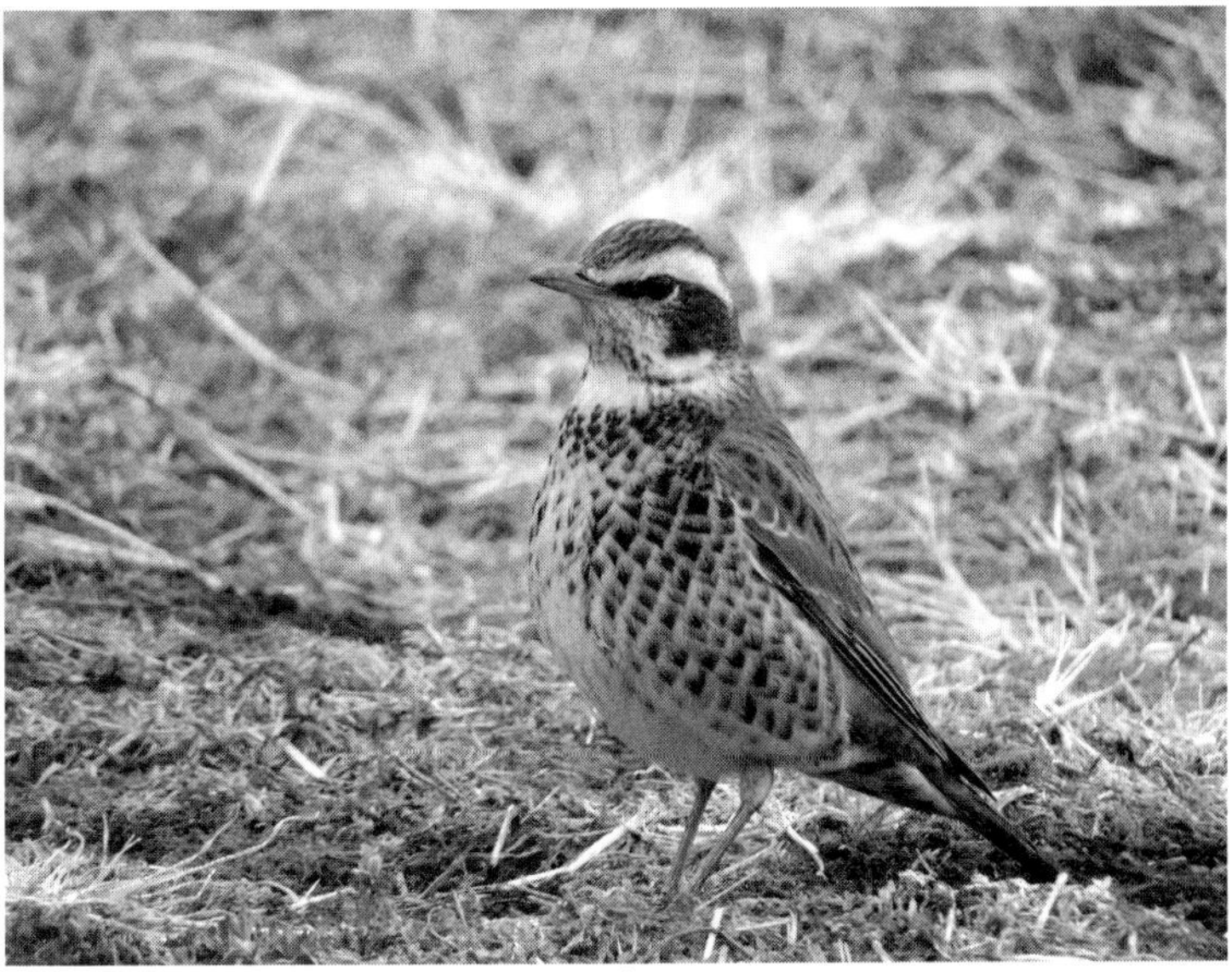

ツグミ

なく。終止鬱々。

＊

近ごろ寝る前、アパートの隣の部屋から、ひどく咳き込む不吉な声がずっと聞こえる。人の良い若い男女が住んでいるが、新型コロナだろうか。肺の深いところを侵されている感じがする。剣呑。不穏。

77日目

晴天。風気持ちよし。午前、鬱晴れず。体も心も余り動かず。永井荷風『断腸亭日乗』（下巻、岩波文庫）を少し。軍国主義がじわじわと侵食し、東京が火の海になり、被災者となるまで。

あわせて松本哉『永井荷風ひとり暮ら

し』（朝日文庫）。父親の莫大な財産ありきで放蕩して頑迷な文学的個人主義者や方法的傍観者になった荷風という人を、どう考えるか。気温ぐんぐんあがる。本日も二五度超。裏庭で日がなメジロが複雑なメロディでくるったように囀っている。

＊

糖尿病当事者であるネットの知人から「ＨｂＡ１ｃの数値、６・９は素晴らしい。５台は健常ですが、薬常用の場合、逆に低血糖の心配が出てくるので、６台であれば医者から褒められます。２年経てばその生活に慣れてきますよ」というアドバイスをもらう。

＊

78日目

右のこめかみの奥当たりに嫌な痛み。すぐに治まったが、経験のない痛み方で、不安になる。その後、一時間後位にも同じ痛み。不安。脳卒中等もあるのか。糖尿病に関係して、心身の変化に過度に「兆候」を読み取り、不安が増幅する傾向あり。とはいえ油断も禁物で、心身の中庸的なバランスがやはり難しい。無理せず、早めに就寝。今日も隣の部屋から苦し気な咳の音、止まず。

快晴。息子の中学校は今日から給食開始。今朝も裏庭で朝からメジロの声。覗いてみると、細く伸びた竹の先にメジロの小さな姿が揺れて見えた。

＊

連日、水光熱費や日常生活品の値上げのニュース。戦争を理由に、どさくさ紛れに庶民から収奪しているとしか思えぬ。白土三平の『カムイ伝』の世界を生々しく感じる。朝どのチャンネルを回しても戦争、コロナ、経済不況（円安など）ばかりで、心が弱っている身には大変にきついので、ついつい、芸人たちの『ラヴィット！』を観てしまう。嫌な圧力の少ない良質なバラエティをこの時間にやるんだなと感心するが、たぶんこれこそいちばんヤバイんだろうとも思う。暮らしのファシズム。

＊

水分、食物繊維、乳製品を多めに摂っているつもりだが、依然として便秘気味。以前はむしろ下痢がちだったので、便秘の不快感や苦しさは未経験。何か悪霊的な悪いものが体に少しずつ溜まっていく、という未開的な感覚。

アトピーの不調、相変わらず改善せず。小まめにリンデロン、ヒルドイドなどを塗布してはいるのだが。やはり春の花粉のためだけではない。体質変化の副産物か。また近頃は、床に座ると骨がお尻にあたって、長時間の仕事などでは痛む。肉の量が減っているためなのか。まさか褥瘡はあるまいが、身体に配慮しよう。

＊

色々な本がごくゆっくりとしか読めなくなっている。精神と身体の不調や疲れやすさのためか。いくら耳を塞ぎ、目を閉ざしても、断片的に内部に食い込んでくるウクライナの戦争、コロナ禍の現実、水没していく日本の経済状況、などが心身の不調を日常的に強いている、ということでもあるようだ。

糖尿病と鬱病は、遺伝や気質の問題であると同時に、労働や男性性とも不可分な「死にたい」という欲動の問題でもある以上、自分がこの慢性的な病から持続する志によって回復し続けるためには、この社会、この世界との対峙の姿勢について考えねばならないのだろう。鬱々とした精神と病み衰えた身体によっても、背伸びや無理ではない形で、社会的政治的な現実にあいわたるためのプラグマティックな方法論があるはずだ。そんなことを考えた。

＊

なぜワイドショーはウクライナについて専門家でもない橋下徹をコメンテーターに使い続けるのか。素朴に不思議だ。橋下徹やひろゆき的なものは、ナショナリズムなどの「大きな物語」への動員というより、「大きなニヒリズム」「巨大なブルシット」への巻き込みという感じがする。ポピュリズムとも何かが違う。この巨大なブルシット＝ニヒリズムに対抗するには、複雑なものを複雑なままに考え続けるという楽しさがやはり大切なのではないか。

＊

ロシア軍による虐殺、ネットで真偽不明な情報が飛び交う。フェイクニュースや陰謀論の中に、死体や暴力が生々しくごろりと介入してくる、というリアリティ。進行形の虐殺をこれほど多くの人間が体感するのは、史上初ではないか。そして一つの場所での虐殺がつねに他の場所や歴史上の虐殺と交差したり、連結したりもしていく。

＊

「私たちの多くが「ホロコースト」という言葉を知っている。そして、それが、いかなる出来事であったのかということも。また、その出来事をヘブライ語で「ショア」と呼ぶということさえ知っている者たちさえいる。だが、ナクバについて知る者は少ない。ホロコーストが現代世界で広く記憶されるのに対して、なぜ、ナクバはそうではないのだろう。ホロコーストとナクバの、私たちの記憶をめぐるこの違いはいったいどこから来るのか」（岡真理『アラブ、祈りとしての文学』）。

＊

以下、引用。

「戦争（二〇〇三年三月のイラク戦争）が始まって二週間後、私はある文章に「開戦前、懸念された虐殺は幸いにもいまだ報じられていない」と書いた。たしかにその間、パレスチナにおける虐殺がマスメディアで報じられることはなかった。だが、後になって、「幸いにも」とそのとき書いた自分の無知を私は痛烈に思い知らされることになる。

戦争が始まり、内外のメディアがイラクに殺到していたあの頃、長年パレスチナの取材に携わっていたジャーナリストの土井敏邦は、イラクで戦争が起こっているときだからこそパレスチナに入った。そして、のちに彼が伝えるところによれば、イラク戦争の陰で、占領下のパレスチナ人住民に対する「大量殺人」はたしかに起こっていたのだった。メディアが注目せずにはおかない虐殺事件は起きていない。しかし、巧妙にも、日々一定の人間を殺すことで、結果的に「大量殺人」と同じ数の人間たちが殺されていたのだった」。

「毎日十数人の命が奪われるのはパレスチナの日常であって、それが日常であるかぎり、特別の関心は払われない。結局のところ「大量殺戮」を私たちが問題にするのは、数字が喚起するセンセーショナリズムのゆえであって、そこで殺される一人ひとりの人間たちの命ゆえではないということになる」。

「ホロコーストを体験したユダヤ人がなぜパレスチナ人に同じことを繰り返すのか、という問いをよく聞く。パレスチナ人をパレスチナから物理的に排除し、そこに「ユダヤ人国家」を建設するというシオニズムの思想は、歴史的にホロコーストに先んじて存在していた。シオニズムにおいては当初より、パレスチナ人に対してユダヤ人と対等な人間性がそもそも否定されていたのであり、パレスチナ人の人間性の否定のうえに建国されたイスラエルがユダヤ人国家維持のためにパレスチナ人に対して行使する暴力において、パレスチナ人の人間性が顧みられないのは、実はきわめて当然のことなのだ。だとすれば、先の問いは、ホロコーストというレイシズムによる悲劇の経験を、私たちはいかにして、イスラエルのユダヤ人がパレスチナ人に対するレイシズムを克服する契機となしうるのか、と言い直されるべきかもしれない」。

「死者の統計数値から炙り出される彼らのシニシズムは、彼らの振る舞いが、ホロコーストを経験したユダヤ人「にもかかわらず」ではなく、むしろホロコーストを経験したユダヤ人「だからこそ」なのだということを物語っているように思えてならない。シオニズムはナチズム同様、他者に対するレイシズムを分有しているが、イスラエルによるパレスチナ人迫害がホロコーストと決定的に異なるのは、その根底に、世界に対するこのシニシズムがあることだ。少なくともナチスは、世界が事実を知れば、ユダヤ人問題の「最終解決」は達成不可能になると考えていたのではないか。だからこそ、実態を隠蔽する婉曲語法が編み出され、証拠隠滅が図られたのだと言える」。

「パレスチナで起きていることを私たちは知らないわけではない。知ろうと思えばいくらでも知ることができる。世界の無関心がパレスチナ人に対する殺戮を可能にしているのだという言葉は、単にパレスチナ人が殺されるのを世界が放置しているというだけではなく、このような歴史的文脈において、より根源的に解されねばならないだろう。他者の命に対する私たちの無関心こそが殺人者たちのシニシズムを備給し、彼らが他者を殺すことを正当化し続けるものとして機能しているのである」（岡真理『アラブ、祈りとしての文学』）。

現実に対する複眼的な視点を持とうとすることは、「中立」や「どっちもどっち」や「冷静で客観的」や「大人のリアリズム」とは異なる姿勢であり、複雑に流動する現実を複雑に流動するままに捉えようとし、かつ、自らもその渦中にあって、それでも理念を見失わずに持ちこたえようとすることではないか。

＊

＊

眠れない。今（深夜二時）も、隣の部屋から頻繁に深く苦し気な咳が聞こえる。特に女性の方が苦し気だ。死の危機もあり得ないことではないのではないかと、ふと思い、慄然とする。テレビやＳＮＳではなく、身近に、隣人に、コロナに罹った人はいなかった。恐ろしさを生々しく身近に感じる。

ワクチン摂取は不明だが二〇代半ばの隣人らをあれ程苦しめるなら（もう一〇日は経過している）、高齢の両親、そして基礎疾患のある僕はやはり相当に危険ではないか。一枚の壁を透過して死のウイルスがこちらの部屋に侵食してくる、という妄想じみたイメージに悩まされてしまう。隣で寝ている息子が、暑いのか寝苦しいのか、蹴ったり、体のあちこちを掻いたりして、睡眠を妨げる。

79日目

朝、肌寒い。気分安定。昨日から急転直下、今日は一〇度以上も気温が下がるという。雨模様。ゴミ出しと送り出しで外へ出た時、裏庭の梅が小さな緑色の実を付けはじめている、と気付く。裏庭では早朝から、伸びゆく竹の先で揺れながら、メジロの歌止まず。隣の部屋から隣人の咳止まらず。

＊

引用。「小林〔秀雄〕はもちろん〔ドストエフスキーのテクストの〕本文を熟読するのだが、そこから射し込む「白色光線」に押されて「白い原稿用紙」に向い、読むことの限度を踏み超えて、ついにはテクストをではなく〔小林自身を〕「実験」してみざるを得なくなる。いや、敗戦という歴史的現実とのディスジャンクションにおいて読まれる本文こそがテクストというものではないか。（略）ドストエフスキー作品論を「又しても新しく書き始める」とは、敗戦によって露頭したこの現実そのものに要求されるままに、俺はもう解釈を捨てた、作品すら捨てたと言ってもいい、だから、もう作品論を書くのではない、その空っぽの「白」に浮かび上がって来るあの「恐ろしいもの」を唯一の試金石にして自分自身を直に実験してみることにしたのだ、という宣言なのだ」（山城むつみ『小林秀雄とその戦争の時』新潮社）。

＊

編集者のＦ氏と夜、打ち合わせ。よく使う溝口駅近くの中華屋へ。人多し。『糖尿病の哲学（仮）』企画案。数カ月ぶりのＦ氏、顔色がよい。仕事控えめ、お酒控えめ、早めに寝る、健康的な生活に改善したという。

未婚の四〇代後半の男性の孤独について。世間からはまともではない、人間失格、犯罪者扱いになる。身体的にも様々な不調——老眼や、腰痛や、歯痛や、鬱や、精力減退や、あたかも使いこまれた中古車のように慢性的で複合的で同時進行的な不具合が生じる。老いた親のこと。

そうした中高年男性の孤独には、ちゃんとした言葉がないのではないか。残りの人生で後世に何が残せるか。そういうことを考えるようになる。地位や名誉など、他の余計な欲望はもうなくなっていく。そういうことを話す。杉田さんは勝ち組だよ、と言われて、どきっとする。同世代の編集者が並走してくれるという有り難み。やらねば。書かねば。

＊

夜、寝る前、不整脈なのか、心臓がいちど、どきんとオカシな音を立てる。

80日目

昨日よりもさらに寒い朝。しとしと、雨がしのつく。うつうつな気分。昨晩の心臓の件が気になる。朝の測定では血糖値などには格別の異常なし。様子見か。平常心を心掛けよ。花粉ひどし。霞み目つらし。

香山リカ氏のTwitterより――「平日の北海道の診療所でも土曜の東京の診療所でも、80～90代の方が何人も戦争時代の悲惨なエピソードをせきを切ったようにリアルに語る。ウクライナのニュースを見て記憶がフラッシュバックしているのだ。戦争の記憶やそれに伴う恐怖や悲しみなどの感情は何十年たっても消えない、と思い知らされる」。

＊

夜、地元高津駅近くのお店。河出書房新社のIさん、月曜社のAさん、集英社イミダスのYさんと合流。見本の『橋川文三とその浪曼』を受け取った。自分にとって初となるハードカバーの単著。美しい本だ。感無量である。今後の三年の治療と、大きな仕事の完成を誓う。その三年の日々の後の、さらに一〇年の五〇代の、文学と批評に捧げる静かな日々を夢見る。

81日目

快晴。やや涼しめ。雨が去って今朝はまたメジロの声が響く。裏庭の樹か鉄塔で巣作り中では——と息子の談。連日の外出や長時間の会話で疲れており、朝はゆっくり過ごす。午後、疲労重し。ほぼ何もできず。横臥。惰眠。頭痛。

この一〇日ほどに予定していた仕事が一ミリも進展せず、暗澹たる気分。あせるまい、己の怠惰を責めまい、と言い聞かせても、まっくらい雲の塊の如きものがこんこんと涌き出る。歩くに限る、と外へ出る。知らぬ間に、道端にたんぽぽの綿毛。白く丸く柔らかく、あちこちに。そちこちに。

82日目

快晴。やや涼しい。今朝もメジロの声。今朝はカラスの声も。カラスの巣も裏の鉄塔上方にある様子。鬱や疲れではなく、ひどく眠い。春眠の誘いか。見田宗介のことば。「人間が生態系の一環として動物や植物たちと平等に、沸き立つような陽射しの中で生まれて死んでゆく。これでいいのだ。と思った。欧米や日本の内部にいては見えない、近代の虚無からの出口が見えたと思いました」。

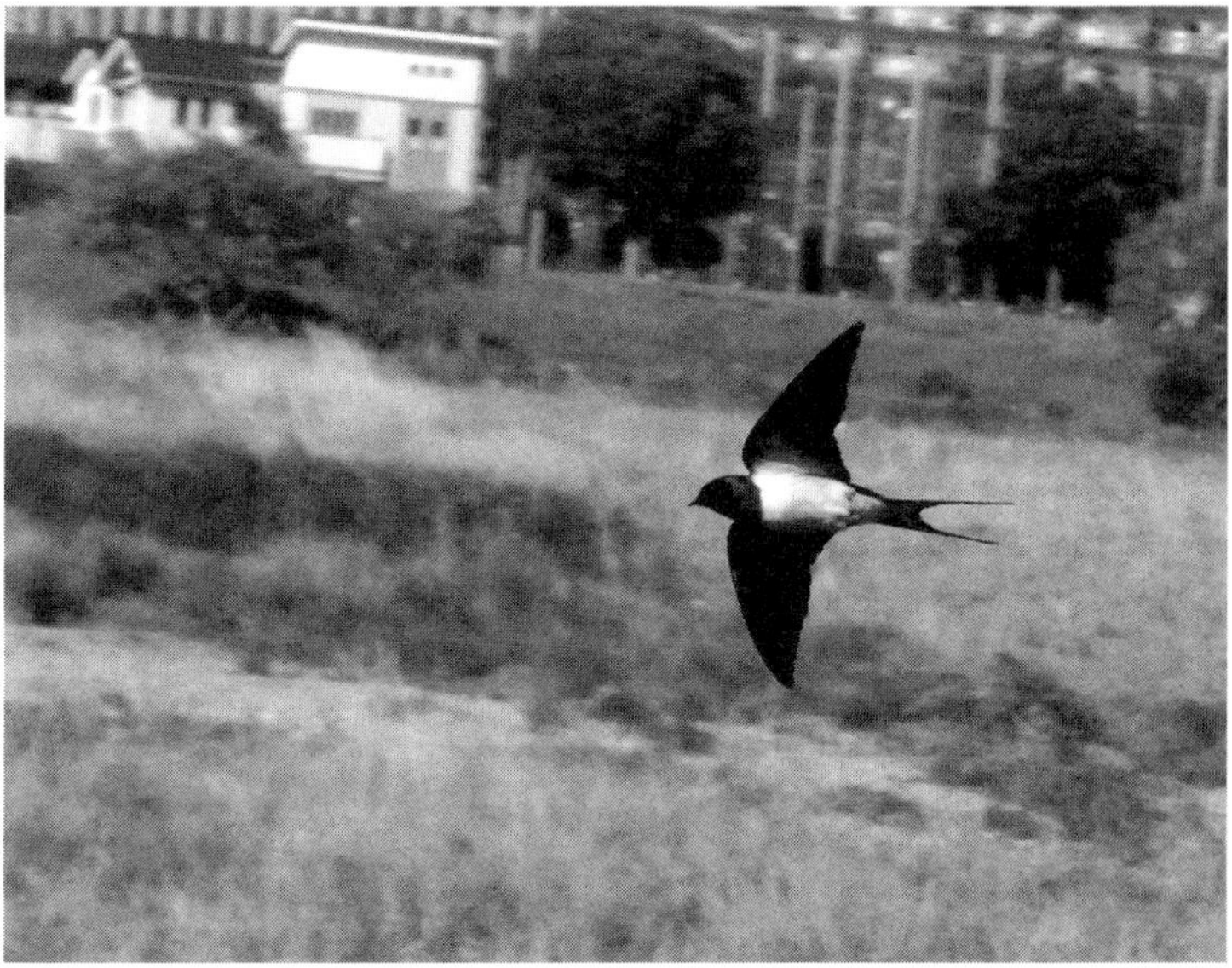

ツバメ

84日目

近頃両膝が痛む。日々の歩きの負担の為だろう。気を付けねば。特に階段を降りる時に痛みが走る。話には聞いていたが、確かに降り階段は危険だ。糖尿病の身には長期的な日々の負荷弱めの運動が必須なので足の健康は生命線だ。体のセルフケアとメンテナンスを疎かにしないこと。

86日目

晴れ。少し雲あり。寒さ和らぐ。家の周りに数羽のツバメ、飛び交う。隣の住人の咳も治まって、仕事に復帰したような気配がある。昼に一度起き上がるも、鬱が重く、動けず。夕方十七時近くに目覚めるも頭痛酷し。身体どんより鈍く重し。小雨降りだす。

87日目

昨日一日臥せっていたためか、心身の調子良好。仕事、ウォーキング、夕食の支度、食後にまた仕事。

88日目

息子の希望で、ダイヤモンド富士の撮影へ行くことになった。二時間ほど仮眠し、深夜二時に息子・連れ合いと自宅を車で出発。東名高速、途中のサービスエリアにツバメの群れ。トイレに巣。身近で見るとイメージよりも丸い体なのだと気づく。コウモリのように懸命に羽を動かすのも可愛い。

早朝四時三十分ごろ、富士宮市の田貫湖に到着。溢れる車。人。ダブルダイヤモンド富士の撮影に成功する。その後、朝霧高原の道の駅。富士芝桜祭り。精進湖。スバルラインを登っていく。車を止め、森の中でヒガラ発見。キクイタダキの囀りが聞こえるが、その姿撮影できず。その後五合目。昼食にほうとう。渋滞を避けて早めに帰路。中央道。

93日目

昨日の蒸し暑さから、急転直下に肌寒い朝。曇り。今朝も血糖値高め（１３８）。四日連続。昨日に続いて微妙な体調不良のまま。全身のアトピーの悪化も好転せず。花粉による肌へのアレルギーだけでもなさそうだ。集中力も奪われる。

94日目

ＧＷ初日。寒く曇って気圧が頭を鈍く締め付ける朝。目の奥から後頭部に鈍痛あり。今朝も血糖値高め（１３０）。体重増。勉強では鬱々晴れず、霧雨の中、散歩。

路傍の新緑の旺盛さに目を奪われる。この一週間ほどで何たる成長の旺盛さか。その萌える生命力の活発に自分の心身が気を抜くと畏れてすくみそうにもなる。鬱が自覚以上に深いのだと歩くことを通してじわりと身に染みた。歩く足がふと歩くことをだらしなく諦めて、その場に止まりそうになる。目の前の分岐点でどちらの道を選ぶか、選択ができず、脳が思考を放棄しそうになる。

ここ何日か、夜、微妙な息苦しさがある。治療開始前の呼吸困難の前兆のような。朝の血糖値が妙に高いのと関連するのか。不安になる。

＊

早めに就寝したが、夜中二時半頃に起きてしまう。この数日睡眠のバランスが悪い。悪夢を何度も見て目覚めては眠るを繰り返す。

＊

95日目

快晴。柔らかく涼しい朝。遅めに起床。裏庭のいつもの元気なメジロの囀り。連休中の土曜だが近隣の工事の音、朝から周囲を轟く。これも人類の囀りのようなものか。

頭痛治まらず、仕事は諦め、午前中、長めのウォーキング。昨日に続き足が止まりそうになる。頭がずんずんと鈍く重い。あえての階段坂道ハードコース。身代わり不動尊。

昼食はさ迷った挙げ句、幸いプロパガンダ（ベトナム料理店）が開いていたので、鶏肉のフォー。レモンや海老油を混ぜて頂く。洗足学園や高津高校は体育祭のよう。歓声響く中歩くうちにやる気は出ずも鬱屈は晴れる。
慰みに夕食後も夜の散歩に出る。夜道に春の風冷たし。帰宅後も鈍い頭痛治まらず。

96日目

昨晩も痒みや夢見悪さで、眠り浅し。朝曇天。寒。午後は雨か。歩く。途中うすい霧雨さらさら降りだす。やむなく五〇〇〇歩ほどで引き返す。本日も体調全般に悪し。焦燥のみ徒に降り積もる。夕刻より雨足強くなる。息子も無聊退屈の様子。依然鬱、重し。体に脳に、毒回る如し。磯田光一『永井荷風』（講談社文芸文庫）を読む。荷風は四〇歳にして「余生」という感覚だったという。熱いインスタントコーヒーをむやみやたらに飲んだ。

98日目

昨日は久々に快眠の夜だった。快晴の朝。涼しめ。裏庭のメジロ元気。水槽の最後の金魚、日に日に弱りゆく。寂しさ。つらさ。ドジョウ二匹にも、白点病の兆候。

99日目

午後二時過ぎからウォーキング。ほとんど夏のような気温と陽射し。道行く人も半袖シャツが多い。久々に影向寺に足を向ける。記述をみると、光明皇后の病を治すために、聖武天皇が行基をこの寺に遣わしたとあるが、本当だろうか。本尊は薬師如来だが、むしろ霊石が重要なのだろう。奈良時代の塔の基礎（心礎）だったという。石の上の方の窪みには、霊水が湧いていたそうだ。

その先へ歩いて、富士見台古墳（円山公園）。さらに知らない道を彷徨って、橘樹《たちばな》神社を発見する。大和尊と乙橘姫のエピソードがあるそうだが、さすがにどうだろうか。大和尊の松があり、石碑があり、石碑には山岡鉄斎が書を刻んだとあるが……。

そこから短い坂道を登って、子母口貝塚へと抜ける。こうして歩いてみれば、子母口の辺りは、神社仏閣↓古墳↓貝塚……というように、古代からの地層と歴史が重層的に積み重なっていて、時空間的に面白い場所だ。いずれ、高津図書館で、この辺りの郷土生活や地理を少し調べてみようか。

100日目

汗だくで疲労の色濃く、ふと思い立ち、銭湯へ行って汗を流す。帰宅したら、十八時近かった。午後の仕事の予定は崩れたが、良い散歩だった。

ゴールデンウイーク最後の日（こどもの日）、親子三人で、南武線から京急川崎線を乗り継ぎ、六郷土手へ行く。駅前でおにぎり、おかず、柏餅などを購入する。ジャングルのような葦の中に、オオヨシキリの声が時雨のよう。ホームレスのテントと、キャンプブームの人々のテントが交じり合って不思議な多摩川村のような。ジブリアニメに出てきそうなレトロな六郷水門。コサギ、アオサギなど。

102日目

昨晩二十四時過ぎ、気分が悪くなる。低血糖か、脱水かわからない。しばらく様子を見たが回復せず、トマトジュースと水コップ二杯。その後も微妙な体調が続く。治療前の激しい呼吸困難ではないが、確実な体調不良である。全身の痒みも酷く（気分の悪さとは無関係だと思うが）、一時間ほど寝ては目が覚める、を繰り返す。悪夢を何度も見る。朝の測定、体重増。血糖値も高め。自暴自棄な気持ちになる。日々の小さな努力が一気に無駄に感じられる。治療開始からじわじわと悪化していた痒みもいよいよ限界が近く、そのストレスも大きい。苦しい。参った。弱った。

＊

善いことの兆候も思い出す。二十三時過ぎに近隣の森の方から、アオバズクの声。いや、フクロウの囀りだろうか。ホッホウ、ホッホウ、と、ホッホウ、ゴロッホホッホウ、の中間のような声。どちらだろうか？

105日目

水槽の最後の一匹の金魚、ずっと元気なく動かず餌も食べず、出血もあり、寿命かと思ったが、ここ数日、また泳ぐほどになり、近づくと、餌を求めてか、元気に泳ぐ姿を見せてくれ、それが嬉しい。よかった。ありがたい。弱々しく水底に沈んでじいっとしていたときも、ドジョウ君たちが心配するかのように金魚を囲み、孤独じゃないと思い、それら全てが人間の感傷で、彼らには何の関係がないとしても、それでも慰められた。

108日目

数日、日記を書く気力もなかったが、仕事ともウォーキングも、少しでいいから足を進めるようにする。

109日目

雨天により、息子の中学校の体育祭は明日に延期とのこと。朝から疲労があり、午前中あまり動けず。昼食後も動けず。昼前から雨は止む。不快で異様な蒸し暑さとなる。頭も重たい。低気圧だろうか。

110日目

少し肌寒い程の朝になった。曇り。中学校の体育祭。歩いて見学に行く。コロナのため、入場制限あり。帰り際、見かけなかったツバメが再び多数飛来。あいかわらずの、異星あるいは異次元から来たようなツバメの囀りに、幻惑される。

111日目

雨天。寒冷。午前中、糖尿病内科の定期通院。いつもの尿、採血、血圧など。本日は動脈硬化の超音波検査もあり。HbA1c、血糖値などの経過は順調なので、インシュリン注射+毎日の血糖値検査は今日からやめてよい、とのこと。今後は飲み薬のみになる。動脈硬化の検査結果、少し症状が見られるとのこと。悪玉コレステロールに注意と。現段階では薬は必要ないが、様子を見て、今後投薬もあると。

＊

栄養指導。糖分と塩分が血管にダメージを与える。糖分のみならず、塩分に気を付けてください、とあらためて言われる。さらに、アトピー用のステロイドの使用は血糖値を悪化させるそうだ。驚きの事実（ちなみに、自費で血糖値検査キットを購入する場合、針一箱六〇〇〇円、センサー一箱三〇枚で約四五〇〇円とのこと）。

＊

通院によってある程度客観的に自分の身体の状態がわかると、先日までの日々の行き詰まりがずいぶんと楽になるように思える。逆にいえば、メンタルな側面と身体的な不調はやはり——自分でも自覚しえない形で——混じり合い、相互作用の中にあるのだろう。

＊

この四カ月ほど、それなりに、けっこうがんばったのではないか。その成果が結果として出たということなのではないか。そう思っていいのではないか……感傷的だけれど、帰り際、少し涙が出た。もちろん油断大敵ではある。しかし日々の自分の努力は、決して自分を裏切らない味方なのだ。

この四カ月の地道な努力の日々を、ちゃんとほめたたえよう。ほどほどに労おう。色々な間違いはあったろう。判断ミスもあったろう。しかし、それらの間違いや誤りを含めて、今日の「今ここ」に至るこの道が最善だったのだ。完璧ではなくても最良であり、完全だったのだ。

苦痛や涙を購おう。自分で自分を大切にしよう。自分を適切に褒めよう。たとえ自分を好きになれずとも、自分の努力の日々だけは愛そう。

113日目

最後の金魚がこの数日で弱ってもう全身血塗れで、先日一度は治って元気になったものの、流石にもう限界のようで、悲しくて、痛ましくて、あわれで、正直、これ以上苦しまないよう、虹の向こうからお迎えが来てほしい。そう感じてしまった。往生と成仏が来てほしい。今まで長く生きて永く活きてがんばってくれて、感謝しかない。静かな安らぎがどうか訪れてほしい。悲しい。愛《かな》しい。

114日目

涼しい朝。昼過ぎから随分気温が上がるとの予報。午前、金魚を埋葬する。紙に包み、写真を撮り、手を合わせ、玄関前の鉢植えの土に埋めた。スコップで掘ると、数カ月前の金魚やドジョウの亡骸が土の中からごろんと出てくる。ミイラ（干物？）のように。土偶のように。ここなら淋しくない。そう思いたい。裏庭では今日もメジロが鳴いていた。姿は見えなかった。淋しい。悲しい。

116日目

アトピーの件、皮膚科通院を考え始める。中々眠れず。今日もダメな一日だった。焦るまい。

118日目

昼寝の時に見た夢。

①僕は息子のTと二人で外出している。どこかの公園。電車で帰宅途中、忘れ物に気付く。息子を一人で先に帰らせ、僕は先ほどの公園まで忘れ物を取りに戻る。白く高い塔のようなオブジェがある。よじ登って、その上の忘れ物（それが何かは結局わからない）を取る。それから公園を一人で少し散策したあと、電車で帰宅する。と、一気に空間が飛んで、そこは昔住んでいたH町の家である。すでに日暮れだ。家の中は奇妙に薄暗く、人の気配もない。二階に上がると、トイレの中に父親がいるようだ。ドアの外から何度か声をかけるが、返事がない。ウォシュレットの水音が延々と繰り返される。トイレのドアを少し開けて、Tは戻ってきたかと尋ねる。なぜかトイレ内で蹲って顔の見えない父親が、戻ってない、と返事する。その瞬間、僕は一気に青ざめて、とてつもない恐怖を感じ、恐慌状態になる。息子に電車代を渡し忘れていた。とすれば、帰れないのだ。すでにずいぶん時間も経過している。迷子か、あるいは誘拐か。渋谷警察署（なぜか）に電話せねば。でももうだめだ、二度と息子はこの家には戻ってこないだろう、と直感する。

②市ヶ谷の法政大学大学院棟のそば。オープンスペースのような場所で僕は食事をしている。何人かのグループ。その中には小学校の時のクラスメイトのT君がいる。テーブルの体面に座っていたT君が突然、地震だ、突き上げるような衝撃は直下型だからやばい、と言う。しかし僕は地震の揺れをなぜか感じない。窓の外を見ると、何事もなかったかのように横断歩道を渡る人々もいれば、地震におびえて避難する女子中学生たちもいる。僕は建物の外に出る。グループの人々はそのまま食事を続けている。そのまま僕はひとり、大学の図書館へ向かう。図書館で或る本（タイトルなど

はわからず）を借りなければならない、と思い出した。僕は図書館の入り口（そこはむしろ空港のようだ）で、おじさんに必要な書類を手渡す。おじさんはその書類を何かの機械に入れている。しかし、貸出の許可が下りない様子だ。おじさんは何かを書き加え、再度書類を機械に入れるが、ダメなようだ。おじさんは親切に、何度も挑戦してくれる。機械の中から貸出の可否の判定の紙が出てくるのだが、そこにはなぜか、僕のこれまでの学歴や職歴、近年の行動履歴が記されている。監視カメラで撮影した写真のようなものもある。僕は不安になって「この判定は誰がしているんですか」と尋ねる。「機械だよ、ＡＩ」。僕は驚く。なぜ最近の行動履歴までわかるんだろう。おじさんは「大学を卒業してもう××年が過ぎているだろう、それで引っ掛かったのかな」「×月×日に浅草にいただろう、だからダメなのかも」等と首をかしげている。僕はおじさんに突然、「この状況、まるでカフカの小説みたいですね、図書館だし！」と叫ぶように言う。おじさんはますます困った顔をする。その瞬間、そうか、僕は必要な本を図書館で借りることが絶対に一生できないのだ、とわかる。

121日目

早朝に目が覚める。涼しく静かな気持ちの良い時間帯。雀やヒヨドリ、シジュウカラの声。穏やかな気持ち。

122日目

進化医学・進化精神医学者のランドルフ・ネシーは、鬱病（者）によってもたらされるある種のリアリズム的な姿勢について論じている（『なぜ心はこんなに脆いのか——不安や抑うつの進化心理学』加藤智子訳、草思社）。人生を楽観的に考える人は、鬱病やそれに関連した健康リスクを避けることができる。これは様々なエビデンスからも実証されている。

とはいえ、楽観的な人は、望みのない目的のために無駄な努力を注ぎ続けてしまうという「コンコルド効果」にも陥りやすい、というエビデンスもあるそうだ。「努力が決して報われそうにない場合には、冷淡で客観的な状況判断が必要になる。これまでに何十件という研究が、落ち込んだ気分が人をより現実的にさせることを示している。（略）大きな努力を重ねたにもかかわらず、人生を左右するような目標を達成できそうにないとわかると、落ち込んだ気分が楽観的な幻想を払いのけ、ほかの選択肢を客観的に検討するよう促す」。

ネシーはさらに次のように書く。「達成できない目標を追い続けることを辛いと感じない人は、生涯を無駄な努力に費やしてしまう。つまり、落ち込んだ気分を感じることが増えれば、遺伝子にとっては助けになるかもしれない、ということだ」。

とすれば、鬱病者のリアリズム、のようなものがあるのだろう。多元的な価値感が葛藤する近代的な社会の中では、わたしたちは、いったい何が正しいのか、何が真実であるのかを見定めることができない。情報化社会の中では、なおさらそうだろう。しかしそれでも、目の前にある課題や問題に対処していかねばならないし、様々な選択肢の中から相対的に正しいと思われることを選択していかねばならない。道に迷ったり、答えがでなかったり、鬱病や依存症になってしまうのは、現代社会ではむしろ、デフォルトのようなものだろう。セルフケアし、自己肯定感や自尊心を高め続けねばならない。

たとえ完璧な真理や正しさが見当たらなくても、過度に楽観的になったり自己啓発したりするのではなく、かえって、鬱病者的なリアリズムを発揮して、諦めるべきものを諦め、見切りをつけつつ、具体的に行動しながら、暫定的で限定的な正しさ＝真実を積み上げていく、という意志もまた、重要なものと言えるだろう。

わたしもまた、鬱病と糖尿病の療養の日々の中で、頭がぼんやりしてブレインフォグになり、重力にすら負けて起き上がれなくなったりしつつも、この日記を書くことで、ある種の「糖尿病と鬱病の日常哲学」のようなものについて——哲学についての研究者でも何でもなく、たんなる素人、アマチュアにすぎないが——考え続けてきたのだった。

病んで鬱屈して傷んだこの心身をまずは「そこそこ正しい」ものとして肯定し、メンテナンスし、ハームリダクションしながら、実在＝地球に根差させていくための、実践的な日常哲学をいかに見出していけばいいのか？

123日目

息子と二人、深夜二時に車で出発。明け方四時過ぎ、河口湖に到着。赤富士を撮影する。その後、精進湖、西湖、本栖湖などを車で回る。河口湖でモーターボートに乗る（五〇〇〇円也）。甲州味噌（麦入りで色が濃い）を使った手打ちの鶏肉ほうとうを食べる。運転中、息子に中学校生活はどう、と聞いたら、案外楽しい、と言っていた。何よりである。

124日目

ソロー『森の生活』を読み直す。引用。『『ハリヴァンサ』の中に「鳥のいない家は、味つけをしていない肉のようなものだ」とある。これは私の住まいにはあてはまらなかった。私がすぐに鳥たちの隣人であることにふと気づいたからだ。それも鳥たちを鳥籠に閉じ込めてしまったからではなく、私自身が鳥たちのいるそばで籠の中に収まっていたからだ」。

125日目

ソロー『森の生活』から、もう一つ。太陽を友とし、地上にいながら天からの視線によってこの地上を再発見しようとした、そんなソローらしさを何よりも感じる箇所。「それは隼と呼ばれる鳥のようにも思えたが、私にはその名前はどうでもよい。この鳥はいままで見たことのないほど、軽快な飛び方をしていた。（略）この宇宙には全く仲間もおらず、大空で独り飛行しているようだった。自分が戯れている朝と天空《エーテル》以外に必要なものは何もなかった。この鳥は孤独なのではなく、むしろ、眼下のすべての大地を孤独な気分にさせてしまうのだ。その鳥を孵した親鳥や血縁の仲間、それに祖先の鳥は一体、この天界の何処にいるのであろうか？」

129日目

この数日、ジェイムズの本を、時間をかけて咀嚼していた。

ジェイムズと神について。

ジェイムズは『プラグマティズム』（桝田啓三郎訳、岩波文庫）において、プラグマティズムは「神の探究の範囲を拡大する」と述べている。合理論は論理に執着し、経験論は外的な感覚に執着するが、プラグマティズムは論理も感覚も重視し、どんなものでも取り上げる。「プラグマティズ

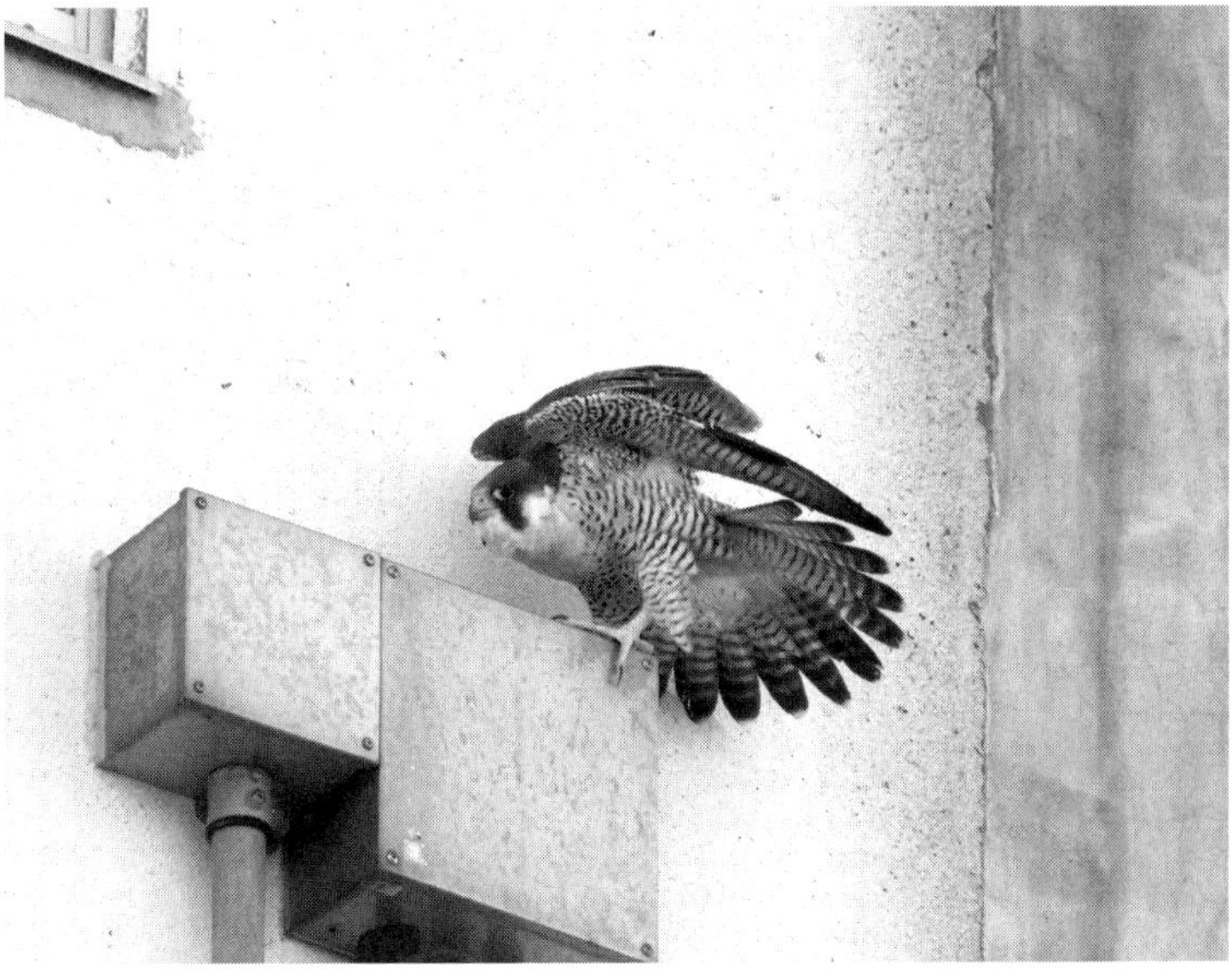
ハヤブサ

ムは私的な事実のけがれの真っただなかに――もしそれが神を見出せそうに思える場所であるなら――そこに住みたもう神を捉えようとする」。

絶対的に正しい主体があり、それが絶対的に正しい客体と一致する、それが真理だ、というのではない。主体と客体が分離する以前の、二元的に対立させられる手前の、暫定的に不可疑な経験的事実がある。ジェイムズはそれを「純粋経験」（一切の事物の第一質料）と名付けた。そしてそのような限定的／暫定的な意味において、神もまた「実在」する、と考えるのである。

これはたんに、神という観念もまた道具として機能的に役立つ、という意味ではない――これはプラグマティズムが誤解されがちな側面なのだが（そのような意味での「道具説」においては、結局のところ、神は幻想的な観念にすぎない、という二元論が強固に前提とされている)。

とはいえ、ここでいう「神」もまた、多元論的なものである。ここが重要だ。ジェイムズは、「一元論と多元論との二者択一は、われわれの心の考えうる最も深くかつ最も重大な問題であると信ずる」と述べている。ここに「最も深くかつ最も重大な」根本問題がある。ここでも、ジェイムズの議論はジグザグの進み行きを見せる。「世界は一である——そのとおりである。しかしいかように一なのか。一なるものはわれわれにとってどのような実際的な価値をもっているのか」。

最終的にはプラグマティズムは「明らかに多元主義の側につかざるをえない」のだが、それは次の意味においてである。「(略)全的統一でさえが、あらゆる仮説のうちいちばん尤もな仮説となる日が来るかも知れないことをプラグマティズムは承認するのである。それまでの間は、世界はなお不完全にしか統一されておらずかつおそらくつねにそうであろうという反対の仮説が真剣に扱われねばならない」。

繰り返すがプラグマティックな多元主義はたんなる相対主義ではないのだ。その限りで、多元主義の立場からも次のことが主張されうる。「しかし結局において、人間の努力は時の歩みとともに絶えずかかる結合の体系を造り上げて行くのであるから、それによってこの世界は少なくともだんだんと統一されて行きつつあるのである」。

こうした意味で、プラグマティズムは根本的に「民主的」なのだとされる。「その態度において多面的にして柔軟であり、その資源において豊かにして無尽蔵であり、そのくだす結論において友好的なのである」。

伝統的な近代哲学においては、真理とは、観念と実在の一致を意味するものとされてきた。プラグマティズムもそれを必ずしも否定しない、とジェイムズは強調している。

ただし合理論者とプラグマティストの間には微妙な違いがある。それは実在そのもの、真理そのもの、神そのものすらも変化しうるし変化していく――ある意味でそれは絶対矛盾的な自己同一性であるのだが――と見なすことである。プラグマティズムは、「世界というものは完璧な姿で必然的に生長するのでなく、部分部分の寄与によって少しずつ生長する」と判断する。もしそう考えるならば、「多元論と一元論とはほんとうに相容れないものなのか？」

131日目

引き続き、ジェイムズと神。

ジェイムズは『純粋経験の哲学』（伊藤邦武訳、岩波文庫）――これは日本語版の特別編集であり、一九〇九年の『多元的宇宙』とジェイムズの死後の一九一二年に編まれた『根本的経験論』を、岩波文庫として編み直したもの――の中で、「多元論の哲学にとっては、妥協や調停はその本質的属性である」と述べている。

ある一つの仮定は絶対の真であるか、さもなければまったくの無である、というのは独断論にすぎない。むしろ「宇宙の内実がいかなるものであれ、それがいたるところでつねに多であることを容認し、いかなるものも実在的であれば外部をもたざるをえないことを容認すること」は、多元主義的な意味においてはむしろ「最大限の合理性を確保」することにほかならない。

プラグマティズム的な多元論においては、「実在のさまざまな部分が外的に関係し合っている可能性がある」のであり、「人が思考する一切のものは、それがいかに広大で包括的なものであろうとも、そのさらに外部に、何らかの、また何程かの、純粋に「外的」なものをもっていることになる」。

その点ではいかなる試みにも「いまだ完全にではない」という暫定性/限定性が付される。そして「すべての事物は貫入し合い、巨大な全体的集合のなかで互いに入れ子状態になっている」。「それは簡単にいえば、いかなる実在的なものも絶対的に単純ではなく、経験のどの最小の断片も多元的に関係し合う多を含蓄的にもち、その関係のいずれもが、経験が捉えられる仕方、あるいは他を捉える仕方の、一側面、一性質、一機能であるということである」。「それゆえ、多元的な世界は、帝国や王国よりも連邦共和国に近いものになる」。

重要なのは多元主義の原則が「世界」そのもの――すなわち「神」へも等しく適用されていく、ということである。「神は外部に環境をもち、時間の中に存在し、われわれ自身と等しく歴史を紡ぐことにおいて、静的で、無時間的で、完全な絶対者がもつ、一切の人間的な事柄にたいするよそよそしさというものを免れることができる。(略)その体系を多元的に解するならば、神は絶対者ではなく、神自身が体系の一部分ということになる」。先ほど引用した「世界というものは完璧な姿で必然的に生長するのでなく、部分部分の寄与によって少しずつ生長する」という箇所は、神的実在とは無限に変化しうるものである、ということを示している。

ジェイムズによれば、一元論は全一性（alleinheit）を前提にし、無時間的で永遠に完結した宇宙に固執するだろう。これに対し、多元主義は、未完の多宇宙（multiverse）に固執し、それを非完結的で自己修復的なものとして捉えようとする。

ジェイムズが執拗に論じていくプラグマティズム的な「神」を、わたしは、シンプルに、「地球」として読み替えてみればよいのだ、とふと気づいた。実際にジェイムズは、多元主義的な実在とは、アンリ・ベルグソンのいう創造的進化の過程そのものである、とも論じている。しかも、プラグマティズムの「祖」であるチャールズ・パースの思想と突き合わせる形で。

ジェイムズによれば、パースの思想はベルグソンの思想と全く別の仕方で形成されたにもかかわらず、「ふたりの思想は完全に重なり合う」。パースの連続主義的な偶然主義は、すなわち、ベルグソンの創造的進化論と同型的なのであり、「どちらの哲学者も、事物における新しさの出現は純然たる本物の出来事であると信じている。新しさは、それを生じさせる原因の外に立って観察する者にとっては、多大な「偶然」の関与ということでしかありえないが、その内部に立つ者にとっては、それは「自由な創造的活動性」である」。

133日目

ここ何日かジェイムズを読んできたけれど、わたしはあらためて、ひとまず暫定的／限定的に、疑い得ないもの（主体と客体、観察と対象が二元的に分離され区別される以前の、その手前の素材）として、このわたしにとって純粋経験される実在とは、端的に「地球」である、と考えることにした。

地球的自然という実在。

そのような実在に、わたしの具体的な身体や欲望を根付かせていくために、漸進的な努力を続けることにしよう、と考えた。ジェイムズが強調したように、たとえ時間を超えた永遠の真理はなくとも、時間の中で絶え間なく生成変化し続ける実在はある。そう考えた。これもジェイムズが強調したように、この世界にはつねに偶然の遭遇があり、想定外の分岐点があり、それゆえ新たな始まりへと開かれている。ゆえにわたしたちの身体や欲望はつねに修正や訂正の可能性を持ちうる。

ここにおいて、わたしは、素朴実在論に還れ、と言おう。

プラグマティックな意味での素朴実在とは、端的に、地球である。地球とは多元的宇宙そのものであり、有機的全体性（ホーリズム）を構成するものではなく、あるいは神秘主義によって直観される一元論的ネットワークのことでもない。

重要なのは、いわば〈自然〉なき「地球」である。ロマン的あるいは神秘的な自然に還るのではなく、プラネタリーな地球そのものに還るということ。「そして――おれは地球を踏んだ」（夢枕獏

＋谷口ジロー『神々の山巓』第四四話)。

これをわたしは地球的プラグマティズムとよぼう。

それでは、そこから、いかにして、病んで狂って傷んだこの身体をまずは「そこそこ正しい」ものとして肯定し、メンテナンスし、ハームリダクションしながら実在＝地球に根差させていけばいいのだろうか。そのような日常哲学をどんな具合に練り上げていけばいいのだろうか。これがわたしにとっての生の課題となるだろう。

神でも悪魔でもない人間としての不安と不満は決して消滅しないだろう。未完と未生の中にあり続けるだろう。しかし、だからこそ、そこには尽きない喜び、無限に終わりのない喜びもまたあるだろう。

そうして、病者のプラグマティズムは、地球的なプラグマティズムによって基礎づけられるだろう。

135日目

プラグマティックな欲望とは何だろうか。「確かなものは欲望だけさ／百パーセントの確率なのさ／死んだら地獄へ落としてほしい／どこへ行くのか、どこへ行くのか」(ハイロウズ「首吊り台から」)。

欲望に基づく実践＝行為がまず先にあり、その意味や正誤はあとからついてくる。欲望とは、正しいもの、真理であるというよりも、ただたんに疑い得ないものである。しかしそれは「どこへ行くのか」ということを、何も約束しないし、決定もしない。わたしたちは自分の欲望の可能性を実験し、経験し、試行錯誤を繰り返しうるだけである。

身体的な欲望に根差した日常生活の中の言葉とは、唯一無二の真理を告げる言葉ではなく、あるいは相対主義的な虚無へと陥っていく言葉でもなく、「たんなる事実」の重みを背負った言葉だろう。

わたしたちの鬱病と糖尿病の哲学は、フェイク（虚偽）でもトゥルース（真実）でもなく、ファクト（純粋経験）としての言葉によって語られるべきだろう。断片的な小さな事実たちが集まり、多元主義的に宇宙を作って、それが「地球」という実在を形成していくだろう。

136日目

今週頭から梅雨入り。雨天曇天続く。今日も蒸し暑いがまだマシか。紫陽花があちこち鮮やかである。冬歩きとは違い、夏歩きは汗と痒みが難敵で、休憩を小まめにとりながら歩いた方がよいようだ。

武蔵新城駅、まつりという新しくできた店、鳥白湯ラーメン。玉ねぎ添え。ラーメンを半年ぶりに頂いた。美味しく食べたのだが、一人前は結構きつく感じた。胃が縮小したのだろうか。それにしても、糖尿病の治療開始から、まだたった四カ月半なのか、と軽く驚いた。体感的にもっとずっと時間が過ぎたように感じられる。

139日目

定期内科受診の日。HbA1c6・5→6・5パーセント。維持。インシュリン注射をやめて服薬になったが、その後の一カ月、非常に順調とのこと（ちなみにHbA1cは数カ月の平均値なので、誤魔化しがきかない数値である）。受診もすぐ終わった。栄養相談も今後は隔月でよいのでは、とのこと。日射し、強すぎず蒸し暑くもなく、陽気な気候で、そのまま隣の武蔵新城駅まで歩いた。タイ料理のマイタイで久々に食事。海鮮ガパオライス。ジャスミンティー。

143日目

回転する地球の歌、そしてそれにふさわしい言葉の歌、
君はあんなものが、あんな直線が、曲がりくねり、角ばり、点をそなえたあんなものが、本当

に言葉だなどと思っていたのか、
大間違いだ、あんなものは言葉じゃない、中身のある言葉は土や海のなかにあり、
空中にあり、そして君の中にある。
（略）
地球のそれに負けじと競わぬ、そんな偉大や力強さがあるものか、
地球の理論が確証できないそんな理論は取るに足りない、
地球の豊かさと肩を並べぬそんな政治、歌、宗教、振舞いなんか、
地球の活力、正確、不偏、廉直、これらの美徳に面と向き合えぬものなんか、誓って言うが、
取るに足りない。
（ホイットマン「回転する地球の歌」酒本雅之訳）

146日目

夕方から眼科の検診。前回から三カ月後。

今日は瞳孔を開く検査はせず（次回三カ月後はあり）。写真を見ると、右目の網膜症、明らかによくなり、消えかかっている。ほっとした。

待合室で、よかったと喜んでいたら、先生からもう一度診察室に呼び出される。写真をよく見たら、実は左目にもちょっと出血があり、網膜症があるとわかったけど、軽いし、場所もいいから大

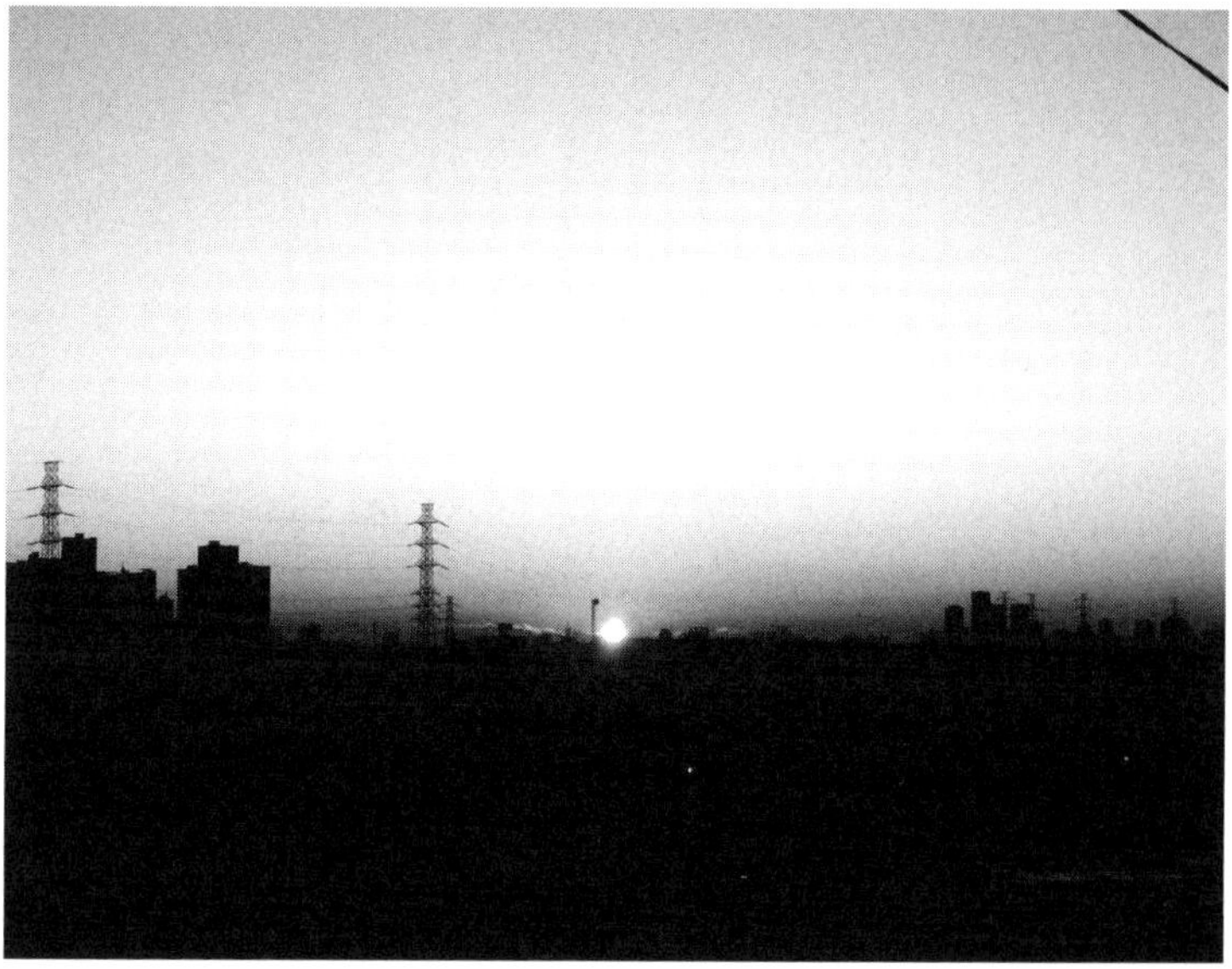

丈夫だ、と。

　大丈夫と言われたものの、がっくりと肩を落とす。眼科では毎回、最高度まで上げてから落とされる、というジェットコースター的感情を味わう。どう受け止めていいのか。

　しかしこれが糖尿病という病なのだろう。そして身体の、生命のままならなさなのだろう。

　会計を終えて外へ出ると、どんよりと低い曇り空で、雨はまだ降らず、蒸し暑かった。今の気分にふさわしく思えた。快晴ではないが、雨に降られもしない。ツバメの異次元から来るような囀りが聴こえた。

　速すぎず遅すぎないテンポを守って、自宅まで歩いた。喜び過ぎず悲しみ過ぎず、絶望に陥らず希望も懐かず、油断せず気負わず、淡々と、辛抱強く粘り強く、日々のささやかな幸福を慈しんでいこうと思った。

この五カ月、善戦した。自己配慮した。生活の養生訓を守った。ごちゃごちゃ考えるよりも実践《プラグマテ》的《イック》に歩いた。散歩した。咀嚼した。最高ではないにせよ最善の努力を続けた。もとより完治はなくとも改善はしたのだ。日々の歩みとセルフケアは平板で退屈なものだが、飽きて諦めたりはしなかった。

この五カ月、わずかずつ積み重ねてきた自分の日々の努力を認めよう。改善してくれたわが身体に感謝しよう。それを支えてくれた家族、医療機関や制度、友人知人、自然や小鳥たちに感謝しよう。明日には明日にふさわしい労苦がある。死ぬまでは生きられる。それでよし、否、それがよし、としよう。

それが今の時点での、暫定的な、私にとっての糖尿病の実践的な哲学である。

補論　プラグマティズムについてのノート

ここでは、本書で何度となく参照されるプラグマティズムについて、ごく基本的なところを補足しておく。この間、プラグマティズムについての簡単な入門書をいくつか読んでいた。鶴見俊輔『アメリカ哲学』（こぶし文庫）、魚津郁夫『プラグマティズムの思想』（ちくま学芸文庫）、伊藤邦武『プラグマティズム入門』（ちくま新書）、小川仁志『アメリカを動かす思想　プラグマティズム入門』（講談社現代新書）、大賀裕樹『希望の思想　プラグマティズム入門』（筑摩書房）など。

アカデミックな学問としては、わたしのような門外漢が簡単に手を出していい領域ではないだろう。近年の、分析哲学的な専門知を必要とするプラグマティズムは、自分のような素人（素人未満のド素人と言うべきかもしれない）には相当にハードであり、簡単には咀嚼できないし、消化することができない。最近のプラグマティストの翻訳書、たとえばシェリル・ミサック『プラグマティズムの歩き方』(上下巻、勁草書房)、ロバート・ブランダム『プラグマティズムはどこから来て、どこへ行くのか』(上下巻、勁草書房)なども読んでみたが、やはりなかなか厳しい。リチャード・ローティの本は素人にも十分に面白いし、リチャード・バーンスタインの『哲学のプラグマティズム的転回』(岩波書店)などはかなり参考になったけれども。

とはいえ、現段階では素人未満、アマチュア以下でしかない自分にとっては、ひとまずは、基本中の基本である、超越主義~古典的アメリカンプラグマティズムが重要であり、当面はそれで十分である、ということを確認できた。

プラグマティズムは現代アメリカを代表し、その根幹を形成してきた思想である。「一九世紀後半にはじまって、二〇世紀に集大成され、二一世紀へとひきつがれた」(魚津郁夫『プラグマティズムの思想』)。

プラグマティズム誕生以前の時代について、フランスの政治思想家であるトクヴィルは、アメリカ合衆国の哲学の特徴は以下のようなものだ、と論じた——体系を排すること、眼前の事実を重視すること、物事の理由を権威に頼らず独力で探求し結果を目指して前進すること、定式を通して物事の本質を見抜くこと、など(トクヴィルの言葉は多くのプラグマティズムの入門書で紹介されている)。アメリカ合衆国は世界各地からの移民によって開拓され発展した国であり、「開拓民にとっては、どんな抽象的な思想も、それにもとづいて行動した結果がどうであるかという観点からとらえられることになる」(魚津)。

古典的・源流的な意味でのプラグマティストとしては、パース、ジェイムズ、デューイ、ミードらの名前が挙がることが多い（ただし彼らの思想の間にはかなりの違いがある）。それに対して、二〇世紀後半に活躍したクワイン、デイヴィッドソン、パトナム、ローティなどの思想は、ネオプラグマティズムと称される。ネオプラグマティズムとは、分析哲学を基盤にしつつ――ただし論理実証主義の立場ではない――分析的なプラグマティズムを展開していくような思想的立場である。近年はさらに新しい世代のプラグマティストたちが活躍しており（ブランダム、ミサック、ハーク、ブラックバーン、マクダウェル、プライスなど）、その著作群の中のいくつかは日本語にも翻訳されている。

分析哲学とは、非論理的で実証不可能な形而上学的手法ではなく、論理的な正しさや経験可能な実証性を通して真理を探究しようとする哲学的立場である。ドイツ生まれの数学者・哲学者であるフレーゲを源流とし、イギリスのラッセル、そしてラッセルの指導を受けたヴィトゲンシュタインらに引き継がれていった。ヴィトゲンシュタインの『論理哲学論考』（一九二二年）の影響のもとに、一九二〇年代～三〇年代には、論理実証主義（あらゆる学問に共通する正しさの根拠を探るという「統一科学」を目指した運動）を主張するウィーン学派が活躍した。

一九三〇年代半ば以降になると、ウィーンの学者たちはナチスの迫害から逃れるためにイギリスやアメリカに亡命し、それがきっかけの一つともなって、英語圏で分析哲学が発達していった。またそれらの英米圏の哲学は、言語と論理の厳密な分析を主軸としているために、やがて「言語論的転回」と呼ばれる流れを作り出す。

これに対し、同時期にヨーロッパで主流となったニーチェ、ハイデガーらが代表するような哲学——プラトン以来の伝統的な形而上学を根底的に批判する哲学——から強く影響を受けて展開した哲学の潮流は、分析哲学者たちからは同じ哲学とはみなされず、「大陸哲学」と呼ばれた。それらは論理的・経験的に検証不能な、詩的で曖昧な表現を駆使するものであり、哲学の対象になりえない、とみなされた。

こうして二〇世紀の哲学の歴史は——きわめて大ざっぱな言い方ではあるが——英米系の分析哲学とヨーロッパの大陸哲学の間の「分裂」のもとに、それぞれ発展してきた、と教科書的には言える。近年のプラグマティズムは、それらの分裂を媒介し、接続しうる哲学・思想として発展してきた、という側面がある。実際に分析哲学も大陸哲学も、究極の唯一の真理や正しさに到達することは不可能であり、その場に応じた多元的で暫定的な真理の獲得を重視するべきだ、という意味では、共通する志向を備えているとも言えるのである。

たとえばリチャード・ローティは、よく知られているように、プラグマティズムによって分析哲学／大陸哲学（ポストモダン哲学）を統合しようとしたし（その成否については賛否あるが）、ローティの長年の友人であり批判者でもあるリチャード・バーンスタインは『哲学のプラグマティズム的転回』で、「英米系の分析哲学と大陸系の哲学が分裂した」というような「不幸な二分法」は錯覚であり、それはこの一五〇年程の哲学の流れの中で徐々に広がってきた「プラグマティズム的転回」という巨大な地殻変動を覆い隠してしまう、と論じている。

さて、そもそもの出発点には、超越主義《トランセンデンタリズム》からプラグマティズムへ、というアメリカ的な思想の流れがたどられることが多い（これも諸説があって、近年では超越主義の影響を過大視することを批判する論をしばしば見る）。

超越主義とは、一八三〇年代後半から一八六〇年代にかけてニューイングランド、アメリカで展開されたある種のロマン主義運動のことである。人間の精神には、感覚的な経験を超越するような宗教的で詩的な能力が内在する、と見なした（カントの超越論哲学に触発されつつ、それを自由に拡大解釈したと言える）。

彼らはエマソンを中心に機関紙『ダイアル』（一八四〇～四四年）を発行し、ボストン郊外のウェスト・ロクベリーにブルックファームという生活共同団体を組織した（一八四一～四七年）。超越主義に古典的表現を与えたのは、エマソンとソローであり、あるいはホイットマンである。エマソンはソローの葬儀に際して「彼はコンコード一のひま人であった」と言ったが、ソローがあらゆる秩序を嫌う自由人かつ野生児であったように、エマソンもまた当時の伝統的な教会権力に対する革新者あるいは反逆児だった。のみならず、エマソンには後の言葉でいえばヒッピーのようなところがあり、「牧師を辞めた男が、ときどき講演などをしながらぶらぶら暮らしていたのであるから、コンコードの村人にとって、エマソンが哲人だったとしても、それは風変りな男の別名でしかなかったろう」（斎藤光「エマソンと超越主義」、『アメリカ古典文庫17　超越主義』研究社）。

超越主義者《トランセンデンタリスト》には（元）牧師が多かったが、彼らはキリストに固有の神性を絶対視せず、むしろあらゆる自然や個人の中に超越的なものを見出した。彼らは権威的で規範的な宗教を嫌悪し、宗教的感情の回復を目指し、直観や啓示を重んじ、自然という実在の中に大いなる一者の連続性を感受した。大ざっぱにいえばそれは、有限なものの中に神的なものが内在する、という神秘主義的な汎神論の立場である（エマソンやソローは東洋思想への関心が深く、それを当時のアメリカに紹介する役割も果たした）。

エマソンの『自然』（一八三六年）、ソローの『ウォールデン――森の生活』（一八五四年）等が代表的な著作として今も読まれているが、エマソンが『自然』を刊行する前から、すでに超越主義的な動きは様々な場所に見られていたという。そして彼らの自然に対する宗教的な感情は、そのまま、南北戦争以降の奴隷制批判やアメリカ的な民主主義への希求など、強い政治意識や実践的活動と結びついていた。それはアメリカ史上の疾風怒濤の変革期に生まれた運動なのである。「トランセンデンタリストたちが（略）求めていたのはただ、アメリカの思想的表明と新国家の経験に適合するヴィジョンとを創造することであった」（ジェニファー・ラトナー＝ローゼンハーゲン『アメリカを作った思想』）。

超越主義はしばしば、アメリカ精神の純粋な形を象徴するものとして理解されているが、カーライル、コールリッジ、シェリー、カント、ゲーテなど、イギリスロマン主義やドイツ哲学・文学をアメリカの精神や社会の中に輸入した、という側面をもっている。「アメリカの超越主義思想は、エマソンという強力な天才の独自な思想ではなく、アメリカ国内の民主主義の動きと、コールリッジやカーライル経由のドイツ観念論に共鳴する精神との結合から生まれたのだった」（斎藤光、同）。

超越主義は、権威的な宗教組織や観念的な信仰のあり方を批判し、自然に対する神秘的直観や感情によって宗教的なものを救い出そうとする。これに対し、プラグマティズムは、超越主義の中に根深く残存する非合理性を批判的に乗り越え、それをより科学的・経験的な方法論によって——ただし、実証主義や進化論などの近代科学によって人間の精神性や主体性が学問の領域から追放されてしまうのではないか、という「一九世紀の悪夢」とも一定の距離を取りつつ——基礎づけていった。

プラグマティズムの特徴としては、多元主義、可謬主義（人間は認識能力に限界があり、つねに誤謬をおかす可能性をもっている、しかしそれゆえに多元主義的な世界観に開かれている、とする）、道具主義（心・知性・思考なども、人間が問題を解決し環境をコントロールするための実験的な仮説であり、道具である、とする）、発展的な修正主義（真理は修正を受けながら絶えず発展していく、とする）、実在仮説（現実の問題を解決するための探究を重ねることで、最終的には実在にたどり着ける、というある種の半宗教的な信念）、反体系主義などが挙げられる。

大ざっぱにいえば、超越主義が世界の連続的一元性を重視するのに対し、プラグマティズムは多元論的な経験の複数性を重視しようとする。エマソンやソロー（日本でいえば西田幾多郎や鈴木大拙）のような直観的な神秘主義——世界の真理や実在を直観の力でとらえ、主客合一の純粋経験を志向する——によっては、世界の根源的な多元性が消し去られてしまうのではないか、というところからプラグマティズムははじまると言える。すでにあらゆる「純粋な正しさ」「主観が鏡のように映し出す真理」が疑わしくなり相対化されてしまった世界の中で、いかにして多元的な他者たちとの間に暫定的な「そこそこの正しさ」「ひとまずの真理」「重なり合いとしての合意」を見出しうるのか。それが課題となる。

一般的なプラグマティズムは、独断的な真理はなくとも何らかの実在はある、という仮定を取る（実在仮説）。この場合、相対主義と多元主義は異なる。プラグマティズムにおいて、経験的な実在とは、絶対的な真理（主体と客体の一対一対応的な一致）とはイコールではない。多様な価値観がぶつかり合ってせめぎあう多元主義的な世界においても、相対主義やニヒリズムに陥る必要はなく、何らかの普遍的な「実在」に至るための実践的な方法（考え方、生き方）があるはずだ、と仮定するのである（そこは様々な立場がありうるし、ここで様々な論者の実在仮説を整理するような能力も今のわたしにはないのだが）。

日常生活の実践的な行為の中には、様々な正当化可能なもの、疑いえないものがある。つまり、たとえ絶対的な真理（「主観＝客観」が一対一対応し、一致するという「対応説」的な真理）は得られなくても、不可疑なもの、それ以上疑うことがノンセンスになるようなものは確実に実在する。そう考えるのである。

不可疑なものとは、ただし、この自分にとっては疑いえないとしてもいずれ他者によって検証されれば間違っていたことが判明するかもしれないもの、いずれ訂正され修正されることのありうるものである。それは未来の行為のための仮の足場のようなもの、暫定的で「さしあたり」なものであり、全体的な真理（永遠的に正しいもの）とイコールではない。疑いえないからこそ、それは訂正され、修正されうるのだ。

バーンスタインは次のように述べている。「哲学者はよく「理想的な」会話や対話の姿を描いて称揚するが、〔プラグマティズム的な議論とは〕そういったものではない。むしろタイプとしては、ニューヨークのディナー・パーティーで交わされるおしゃべりに似ている。それぞれが（時には相手の話にかぶせるようにして）別の見方をぶつけ合い、誤解が生まれたり、話がかみ合わなかったり、対立したり、矛盾したりする場なのだ。確かにそれはカオスと呼べなくもない。だがどういうものか、おしゃべりを全体としてみれば、誰か一人の声だけを聞かされるよりも、エネルギーにあふれ、得るところが多いのである。プラグマティズムの会話とは、ずっとそのようなものだった」（『哲学のプラグマティズム的転回』）。

わたしたちはつねに限定的な真理の中で、すなわち可謬的であること（誤りうること）の中で思考し、行為し続けるほかない。それに対し、相対主義的な虚無（冷笑的なポストモダンな相対主義）は、むしろ誤りえないのであり、訂正も修正もされえないだろう。

そのように考えてみるならば、このわたしの病んだ身体、鬱屈した精神もまた、たとえ様々な間違いや誤謬の結果であるとしても、そのような不可疑的なもの、疑いえないものの一つなのではないか。このわたしの身体と欲望は、病んでいたり、狂っていたり、変態だったり、障害があったりすることがあるだろう。これからも変化したり、悪化したり、弱まっていくことがあるだろう。それもふくめて、このわたしの身体と欲望とは、これ以上疑わずともよいものであり、観念的に否定されたり罪悪感を抱えたりすることなく、まずはそれなりに正しいものとして、そこそこに肯定されて然るべきものなのである。

それをこの本の中ではひとまず、病者のプラグマティズムと呼んでみたのである。

あとがき

お手に取っていただき、ありがとうございます。

この本は――すでに本文や「はじめに」でも記したように――糖尿病患者に「なった」当事者として、揺れ動く日々の思いや感情、混乱する気持ちなどを主観的に記録したものです。そしてそこから、自分なりの「糖尿病の哲学」（と、かろうじて呼びうるかもしれないもの）をかりそめに組みあげてみたものです。糖尿病の正しい治療法や医学的知識について記した本ではありません。重ね重ね、その点はご注意ください。

その上で、糖尿病とはどのような病気なのか、本文中では触れることができなかったので、ここでごくごく一般的なことを確認しておきます（詳しくは日本糖尿病協会のホームページなど、専門家の意見を参照してください）。

食べ物にふくまれるブドウ糖は、体内に取り込まれてエネルギーとして利用されます。糖尿病とは、インシュリンというホルモンが十分に働かないため、あるいは足りないために、血液中を流れるブドウ糖（血糖）が増えてしまう、という病気です。インシュリンは膵臓から分泌されるホルモンで、血糖値をさげて安定させる働きがあります。

体内の血糖値が高いままの状態が続くと、血管に傷やダメージが蓄積し、さまざまな慢性合併症を発症することになります。よく知られているように、それは網膜症による失明、神経障害（足壊疽などをふくむ）、腎症による人工透析の必要、動脈硬化、歯周病などです。

膵臓からインシュリンがほとんど出なくなり、インシュリン注射が必要な状態を1型糖尿病、インシュリンの分泌が低下したりあるいはインシュリンが働きにくくなったりした状態を2型糖尿病と呼びます。前者の1型は子どもや若い人に多く、若年性糖尿病、小児糖尿病とも呼ばれてきました。後者の2型は中高年に多く、遺伝的影響に加えて、食事内容、運動不足、肥満などの環境的な状況に左右されます。ただし、若年性糖尿病、小児糖尿病という言葉については、若い人や子どもにも2型の人がかなり存在すること、また1型は中年以降にも生じうることなどが分かってきたために、現在の分類は流動的なようです。

また、インシュリン注射を打ち続けないと生存できないインシュリン依存型糖尿病（Insulin Dependent Diabetes Mellitus: IDDM）とそれ以外の非インシュリン型糖尿病（Non-Insulin Dependent Diabetes Mellitus: NIDDM）という区別についても、1型であってもインシュリン依存状態にならない場合、逆に2型であってもインシュリン注射が必要になる場合があるため（わたしも治療開始からしばらくの間、インシュリン注射を毎朝自分で打っていました）、1型糖尿病＝インシュリン依存型、2型糖尿病＝インシュリン非依存型という従来の区別についても近年は改められてきているそうです。

このあたりはやや複雑なのですが、つまりインシュリン依存・非依存という言葉は、患者の現在の「状態」を表し、1型・2型という分類は、糖尿病の「病因」を表す分類である、ということのようです。

それでは、現在の日本には、糖尿病患者はどれくらいいるのでしょうか。統計にはかなりバラつきがありますが、よく使われる数値では、患者数六〇〇万人、そのうち医療機関で受診しているのは二〇〇万人ほど、糖尿病予備軍は一二〇〇万～一五〇〇万人ほど、とされています。数の上でいっても、わたしたちにとって非常に身近な病気であると言えます。

糖尿病は様々な合併症を併発する怖い病気です――確かに。もちろん。

とはいえ、ネットやメディアなどで糖尿病について調べてみると、糖尿病に対する過剰な「恐怖」「おそろしさ」というイメージがちょっと先行しすぎて、それゆえに病気についての情報や知識を見ないようにして、目をそらして、治療を自分から遠ざけてしまう、ということがあるようにも思います。

少なくともわたしの場合は、まさにそうでした。たとえば、糖尿病になったら、一生お粥や野菜しか食べられないのではないか、とか、体中がぼろぼろになって人生オシマイだとか、そのようなイメージが相変わらず強くあるのではないでしょうか。

もちろん、患者個人の状態によって、必要な対応や治療は様々です。「怖い病気ではない」とは決して言えません。しかしやはり、糖尿病に対する恐怖のイメージを過度に膨らますことなく、「正しく恐れる」ことが大事であると感じます。

心当たりや不安のある方は、勇気を持って、というより、少しリラックスして、検査や療養をはじめてみることをオススメします。本書がそのための役に立つ――とは正直あまり思えませんが、この本を読んだ皆さんが自己養生やセルフケアについて考え、少し足を踏み出してくだすったなら、これに勝る喜びはありません。

もう少し付け加えれば、糖尿病という病気に対するイメージ的な恐怖は、おそらく、糖尿病とは生活上の自己統制ができない不摂生な人々がかかる病気であり、自己責任の所産である、というかなり一方的な偏見（そういう要素が少しもない、という意味ではありません）とも結びついているのでしょう。

そういう人間として社会から判断されてしまう――つまり、糖尿病患者に「なってしまった」ら、周りから自分の人間性を疑われてしまう、節制や自制のできない人間と見なされてしまう、という恐怖感です。そしてそれは本論の中でも少し書きましたように、「男らしさ」をめぐるジェンダーの規範意識とも関係しているでしょう。

さらに近年は、糖尿病と人工透析のイメージが過度に紐づけられ、あたかも人工透析が必要になったら（消極的）安楽死も選択肢に入れるべきだ、超高齢化社会の医療費問題や社会保障制度の破綻を避けるためにも――というような風潮が強まってきている、という事情もあるかもしれません。「糖尿病自己責任論」ともあいまって、糖尿病に対する偏見的・差別的な見方が加速していく恐れもあります。

こうした状況のもとでは、糖尿病になること、糖尿病患者になることの社会的意味を恐れない方が難しいのではないでしょうか？

これはわたし自身のことで言えば、糖尿病に対する無力感は、鬱病のこと、あるいはアルコール依存症や食物依存症（摂食障害の過食症とは異なる病気です）という依存症の問題ともやはり切り離しがたいものとしてあります。そうした偏見やイメージを「正しく」相対化していくためにも、繰り返しますが、個々の患者さんの生活状況や背景がもっとていねいに知られていいのではないか、と感じる次第です。（ちなみに、かつての「痴呆症」が「認知症」に、「精神分裂病」が「統合失調症」に名称変更されたように、様々な理由から、「糖尿病」という名前は近いうちに変更になる可能性もあると聞きます――そうなると、この本のタイトルも近いうちに名称変更が必要になるのかもしれません……。）

最後に。

まず何より、わたしの家族に感謝します。二〇二一年一月に倒れてからの療養と養生の日々の中で、息子（現在中学二年生）に連れられてあちこちに探鳥に出かけたことは、何よりも慰めになりました。何より、楽しかった！　息子の成長から教えられたことが山ほどありました。本書に使われた素敵な鳥や近隣の散歩風景の写真は、写真撮影が趣味である息子が提供してくれたものです。ありがとう。

そして連れ合いに特別な感謝を。本書の記述の中には、連れ合いとの会話や関係のことはほとんど出てきません。もとの私的メモにはあったそれらの部分は消してしまいました。お互いのプライベートな部分に関わり過ぎるものだったので。しかし、心身の弱っていたわたしを支えてくれ、おおくの心配や心労をかけた連れ合いには、深い感謝の気持ちばかりがあります。ありがとう。今後もよろしく。

そして本文の中にも「編集者Fさん」として少しだけ登場する、作品社の福田隆雄さんにお礼を。福田さんは物書きとしてのわたしの朋友のような人です。そして同年代の中高年男性として、早くも老い衰えてあちこちにガタがきた心身と生活に向き合って何とかかんとかやっていく、という実践面でも「同志」と言えます。

福田さんは、わたしの糖尿病の療養生活がはじまって間もなく、本書の元になった日記のメモを読んで、本にしませんか、と声をかけてくれました。そのことにどれだけ励まされたかわかりません。福田さんにはどうしても長生きしてほしいです。お互いに健康を大事にして、良い仕事をしましょう。

そして本書を手に取っていただいた読者の皆さまへ。

よりよい養生やセルフケアとともにありますように。

たとえ完璧とは言えなくても、完全な形での心身と生活が皆さまのもとにありますように。

二〇二四年一月十七日

杉田俊介

杉田俊介（すぎた・しゅんすけ）
一九七五年、川崎市生まれ。批評家。『フリーターにとって「自由」とは何か』（人文書院）でデビュー、以後、障害者支援NPOで働きながら文芸評論や労働・貧困問題について著述。現在は執筆活動に専念。雑誌『対抗言論』編集委員。元フリーターズフリー組合員。すばるクリティーク賞（現在は休止中）選考委員。ほかの著書に『宮崎駿論』（NHK出版）、『マジョリティ男性にとってまっとうさとは何か』（集英社新書）、『ジョジョ論』『戦争と虚構』（作品社）、『安彦良和の戦争と平和』（中公新書ラクレ）、『ドラえもん論』『男が男を解放するために』（Pヴァイン）、『無能力批評』『ジャパニメーションの成熟と喪失』（大月書店）、『橋川文三とその浪曼』（河出書房新社）、『神と革命の文芸批評』（法政大学出版局）ほか。

糖尿病の哲学——弱さを生きる人のための〈心身の薬〉

二〇二四年三月二〇日　初版第一刷印刷
二〇二四年三月三〇日　初版第一刷発行

著　者　杉田俊介
発行者　青木誠也
発行所　株式会社 作品社
〒一〇二-〇〇七二　東京都千代田区飯田橋二-七-四
電話　〇三-三二六二-九七五三
ファクス　〇三-三二六二-九七五七
振替口座　〇〇一六〇-三-二七一八三
ウェブサイト　https://www.sakuhinsha.com

装幀　加藤愛子（オフィスキントン）
本文組版　大友哲郎
印刷・製本　シナノ印刷株式会社

Printed in Japan
ISBN978-4-86793-024-3　C0095